CHIRURGIE

DES

VOIES URINAIRES

ÉTUDES CLINIQUES

PAR LE

Dʳ E. LOUMEAU

PROFESSEUR LIBRE DE CLINIQUE DES MALADIES DES VOIES URINAIRES
PROFESSEUR D'ANATOMIE A L'ÉCOLE DES BEAUX-ARTS
ANCIEN CHEF DE CLINIQUE CHIRURGICALE A LA FACULTÉ DE MÉDECINE
SECRÉTAIRE DE LA SOCIÉTÉ DE MÉDECINE ET DE CHIRURGIE

2ᵉ ÉDITION

*Revue, augmentée et accompagnée de cinq planches hors texte
noires et chromolithographiées.*

BORDEAUX

FERET & FILS, LIBRAIRES-ÉDITEURS

15 — COURS DE L'INTENDANCE — 15

—

1894

CHIRURGIE
DES VOIES URINAIRES

ÉTUDES CLINIQUES

CHIRURGIE

DES

VOIES URINAIRES

———

ÉTUDES CLINIQUES

PAR LE

Dr E. LOUMEAU

PROFESSEUR LIBRE DE CLINIQUE DES MALADIES DES VOIES URINAIRES
PROFESSEUR D'ANATOMIE A L'ÉCOLE DES BEAUX-ARTS
ANCIEN CHEF DE CLINIQUE CHIRURGICALE A LA FACULTÉ DE MÉDECINE
SECRÉTAIRE DE LA SOCIÉTÉ DE MÉDECINE ET DE CHIRURGIE

———

2e ÉDITION

*Revue, augmentée et accompagnée de cinq planches hors texte
noires et chromolithographiées.*

BORDEAUX

FERET & FILS, LIBRAIRES-ÉDITEURS

15 — COURS DE L'INTENDANCE — 15

—

1894

AVANT-PROPOS

Ce livre est, comme son titre l'indique, un recueil de faits cliniques relatifs à la chirurgie des voies urinaires, objet spécial de mes études.

Tous ces faits ont été publiés depuis 1891, soit dans le *Journal de Médecine,* soit dans les *Annales de la Policlinique,* de Bordeaux. Un certain nombre d'entre eux ont même formé l'année dernière une brochure (¹), qui fut rapidement épuisée et dont j'ai dû refuser des exemplaires aux demandes venues de France et de l'Étranger. Cette considération, jointe aux sollicitations bienveillantes de mes élèves et de quelques confrères, m'a décidé à faire paraître aujourd'hui ce volume, qui est une édition nouvelle du précédent, mais consi-

(¹) *Chirurgie des voies urinaires, études cliniques.* — In-8° de 70 p. Bordeaux, 1892, Feret et fils, édit.

dérablement augmentée et accompagnée de plusieurs planches.

Une lacune d'impression n'a malheureusement pu être évitée, que je veux signaler dès l'abord : c'est l'absence de sommaires en tête des chapitres. Cette omission a été réparée à la table des matières. L'on y trouvera, en même temps que le titre de ces chapitres, une indication succincte de leur contenu.

Deux mots, à présent, sur le plan et l'esprit général de l'ouvrage.

J'ai tenu à relater ici, dans l'ordre chronologique où ils s'offraient à mon observation, différents cas touchant à la pathologie chirurgicale du rein, de la vessie, de l'urètre et présentant un certain intérêt pratique. Peu m'importait d'ailleurs qu'ils fussent pour l'auteur l'occasion d'un succès ou d'un échec opératoires. Écrites au chevet du patient, ces pages en retracent avec fidélité l'histoire, presque toujours suivie des réflexions critiques et des enseignements suggérés par chaque fait particulier.

Reproduire clairement la vérité clinique, en tirer pour plus tard une leçon profitable à la fois au chirurgien et au malade : tel est le but que je me suis proposé. Si je n'ai su l'atteindre, j'ai mis du moins à le poursuivre mes plus consciencieux efforts. Puissent-ils m'attirer du lecteur l'indulgence ordinairement acquise aux travailleurs sincères et aux œuvres de bonne foi !

Dr E. LOUMEAU

Bordeaux, 15 octobre 1893.

CHIRURGIE
DES VOIES URINAIRES

ÉTUDES CLINIQUES

I

Abcès périnéphrétique
ouvert dans les bronches. — Fistule urétrale
consécutive à la ligature de la verge [1].

Les deux observations que je désire présenter à la
Société ont trait à des lésions de l'appareil urinaire.
Bien que distincts l'un de l'autre et par la nature et par
le siège de la maladie, j'ai cru devoir vous soumettre
ces faits dans la même séance, en raison de l'intérêt
clinique qui se dégage de leur histoire. Le premier est
relatif à un abcès périnéphrétique ouvert dans les
bronches; dans le second cas, il s'agit d'une fistule
urétrale consécutive à la ligature de la verge.

OBSERVATION I.

Abcès périnéphrétique ouvert dans les bronches.

Je fus appelé au commencement de l'année dernière
auprès d'un homme de cinquante ans, charcutier à

[1] Communication à la Société de Médecine et de Chirurgie de Bordeaux, séance du 28 avril 1891.

Bordeaux, souffrant depuis longtemps, me dit-il, d'un abcès « au niveau du rein gauche ». Découvrant le malade pour me rendre compte du siège et des caractères de cet abcès, je me trouvai en face d'une affection qui me parut avoir effectivement une vieille histoire et au sujet de laquelle j'obtins du sujet les renseignements suivants sur ses antécédents héréditaires et personnels.

Il a perdu sa mère d'accidents urinaires, d'une rétention d'urine à ce qu'il raconte ; son père est mort de vieillesse, une sœur de la poitrine. Personnellement, il a eu la variole à dix ans et, en Afrique, où il faisait son service militaire, des fièvres intermittentes qui n'ont pas reparu depuis son retour en France. Il y a quatre ans — en 1886 — il a commencé à éprouver, sans cause appréciable, des douleurs dans les lombes qui furent traitées par des topiques de toute sorte, mais ne disparurent jamais complètement. C'est en septembre 1889 que l'on constata pour la première fois un empâtement très accusé au niveau du rein gauche. Une pâte caustique appliquée dans cette région détermina l'issue d'une quantité peu abondante de pus. L'orifice de l'abcès s'oblitéra peu à peu et le malade, au bout d'un mois et demi, se crut guéri, bien que ressentant encore des douleurs vagues à ce niveau. Il partit alors pour Blaye, où il put faire les vendanges sans trop souffrir. Mais, au mois de novembre, le gonflement réapparaît et une nouvelle application de pâte de Canquoin amène, comme la première fois, une évacuation de pus suivie encore d'une amélioration qui persista jusqu'au 25 mars 1890.

C'est à cette époque que je vois pour la première fois le malade. Il est grand et sec, d'un teint peu coloré ; sa peau, un peu chaude, dénote un état fébrile qu'explique suffisamment l'examen direct de la partie malade. La

dépression normale de la région lombaire est remplacée
à gauche par une voussure énorme, accidentée de cicatrices résultant des applications caustiques antérieures.
Fluctuation manifeste, douleurs vives à la pression. Il
n'y a pas de doute possible : l'abcès volumineux qui
occupe toute la fosse rénale de ce côté doit être évacué
largement. Je l'incise au bistouri. Une quantité considérable de pus bien lié s'échappe par l'incision, dans
laquelle ensuite j'introduis un gros drain qui pénètre à
dix centimètres de profondeur. Le tout est recouvert
d'un large pansement phéniqué. Pendant trois semaines
ce pansement est refait tous les jours et le drain nettoyé
et raccourci progressivement, pour être enlevé seulement
à la fin du mois de mai. Le pus s'écoule facilement au
dehors, mais ne diminue guère d'abondance. L'état
général décline, la fièvre persiste et le thermomètre
accuse tous les soirs de 38° à 39°. Le 17 avril, un érysipèle apparaît autour de la plaie et, détail curieux, un
second érysipèle se montre trois jours après à la face,
sans qu'aucune solution de continuité apparente ne
semble lui avoir donné naissance. Après avoir été pendant une dizaine de jours dans un état très grave (fièvre
élevée, délire, collapsus), le malade guérit de ses érysi
pèles, mais pour voir éclater bientôt des accidents thoraciques non moins inquiétants.

Le 8 mai, le thermomètre remonte à 39°, une toux
opiniâtre apparaît, coïncidant avec des râles sous-crépitants disséminés des deux côtés de la poitrine et particulièrement à gauche, où je constate une matité très
nette à la base du poumon. En ce point, le malade
accuse une douleur vive dans les grands mouvements
inspiratoires. En même temps apparaissent quelques
crachats sanguinolents. Il existe évidemment là une

pleuropneumonie dont il est difficile de ne pas subordonner l'apparition au voisinage de l'abcès lombaire. Vésicatoires, sulfate de quinine, toniques. Les phénomènes pulmonaires s'amendent peu à peu et, au bout de quinze jours, l'on ne retrouve plus que des râles de bronchite et de la submatité dans la moitié inférieure du poumon gauche.

Du 23 mai au 6 juin, l'abcès lombaire coule très peu et n'est pansé que tous les deux ou trois jours. Dans l'espoir d'obtenir plus rapidement la cicatrisation du foyer, j'injecte deux fois par semaine dans la poche une quarantaine de grammes de teinture d'iode; l'injection, poussée avec une seringue à hydrocèle, n'amène aucun accident. Ni douleurs ni modifications du côté des urines restées normales.

Les choses en étaient là et tout semblait marcher pour le mieux quand, le 6 juin, en poussant mon injection dans le trajet — un peu plus fort peut-être que d'habitude — je vois le malade subitement pris d'un formidable accès de suffocation et d'une toux violente, qui se termine par l'expulsion de crachats purulents. Au milieu de ces crachats, recueillis dans une cuvette blanche, se reconnaît la couleur caractéristique de la teinture d'iode. La présence de cette dernière est rendue plus indéniable encore par la coloration bleu intense que j'obtiens en mélangeant de la poudre d'amidon aux crachats. Notre abcès périnéphrétique communique bien avec les bronches et les accidents aigus observés précédemment du côté du poumon et de la plèvre étaient évidemment dus à cette communication, dont la réaction iodo-amidonnée nous donne aujourd'hui la certitude.

Le 10 juin, l'examen de la poitrine révèle la persistance de la submatité à la base du poumon gauche.

Quelques râles sous-crépitants et une obscurité notable du murmure vésiculaire en cette région. Partout ailleurs, la sonorité et la respiration sont normales. Du 18 au 30 juin, les injections de teinture d'iode sont continuées avec beaucoup de ménagement et en petite quantité, une fois par semaine. La suppuration devient insignifiante.

Le 15 juillet, le malade part pour la campagne, son état général est excellent. Localement, toute tuméfaction a disparu de la région lombaire, où persiste un orifice fistuleux étroit qui s'oblitérera complètement vers le milieu du mois d'août. La guérison ne s'est pas démentie depuis cette époque. Comme détail important, je dois ajouter, en terminant, que jamais, pendant la durée de mon traitement, l'urine du malade n'a présenté macroscopiquement de caractères anormaux : ni albumine, ni sucre, ni sable urinaire, ni pus.

S'il m'est impossible d'expliquer, dans ce cas, la formation de l'abcès périnéphrétique, je crois qu'aucun doute ne peut être émis au sujet de l'ouverture de cet abcès dans les bronches, à travers la plèvre gauche. Et c'est là précisément que réside tout l'intérêt de la première observation que j'avais à vous présenter.

OBSERVATION II.

Fistule urétrale consécutive à la ligature de la verge.

Mon second malade — celui de la fistule urétrale — est un garçon de seize ans, que j'eus l'occasion d'observer l'été dernier, dans les environs de Toulouse, où je faisais mes vingt-huit jours. Il était domestique dans une ferme dont le propriétaire l'avait recueilli par charité.

Petit, malingre, presque un enfant, ce garçon présente au cou des cicatrices froncées trahissant une constitution ravagée par la scrofule. Pour toute famille, il lui reste, au pays basque, sa mère, qui est peu robuste, mais ordinairement bien portante. Son père, qu'il n'a jamais connu, est mort d'accident. Personnellement, en dehors des abcès froids ganglionnaires qui ont donné lieu aux cicatrices cervicales signalées tout à l'heure, il n'a jamais éprouvé que des troubles de la miction. Depuis l'âge de quatre ans, en effet, il est atteint d'incontinence nocturne d'urine, affection pour laquelle il a eu souvent des démêlés avec sa mère et avec les différents maîtres qui l'avaient à leur service. Il supporta cette infirmité jusqu'à l'âge de quatorze ans; mais, à cette époque, fatigué des réprimandes et des vexations continuelles dont il est l'objet par sa pénible infirmité, il imagine une nuit de s'attacher la verge avec une ficelle pour empêcher l'urine de s'écouler à son insu pendant son sommeil.

Ce remède ingénieux amena le résultat désiré : cette fois le malade ne pissa pas au lit. Mais à quel prix fut obtenu ce soulagement passager! La ficelle, solidement nouée et dissimulée par un œdème considérable des parties, ne put être détachée le lendemain. Et le gonflement d'augmenter, en même temps que les douleurs devenaient plus intolérables et plus impérieux le besoin d'uriner. Les choses restèrent en l'état pendant trois jours et à l'incontinence avait succédé une rétention complète. Le troisième jour enfin, ne pouvant tolérer davantage ni la souffrance occasionnée par le besoin d'uriner ni le gonflement énorme de la verge, le malade épouvanté se décide à faire part à son entourage de son état singulier. Le médecin de la campagne, appelé à la hâte, coupa la ficelle et vit deux jets d'urine s'échapper immédiatement, l'un par le méat, l'autre par une ouverture artificielle creusée au niveau même où la corde bridait précédemment la paroi inférieure de l'urètre. A partir de ce moment, l'urine a pris l'habitude de sortir par ce trou accidentel, c'est à dire par le premier orifice qu'elle rencontre en venant de la vessie. Ainsi se trouvait constituée, chez notre malade, une fistule urinaire pour laquelle on réclamait mes soins.

L'exploration des parties, faite minutieusement, me révèle les renseignements suivants. La fistule siège sur la portion pénienne de l'urètre, à l'union du tiers postérieur avec les deux tiers antérieurs de la verge. L'orifice externe a la forme d'une fente à deux lèvres dont l'une, postérieure, tombe à la manière d'une soupape sur la lèvre antérieure. Cette disposition dénote une obliquité du trajet qui se dirige d'arrière en avant et de haut en bas, comme je puis m'en assurer à l'aide d'un stylet. L'orifice fistuleux offre des dimensions susceptibles de permettre aisément l'introduction d'une sonde de trousse. Le cathétérisme urétral dévoile l'existence, en avant et en arrière de la fistule, d'un rétrécissement s'opposant à la pénétration d'une bougie supérieure au nº 6 de la filière Charrière. Immédiatement en avant de la fistule, on rencontre une bride annulaire très résistante, qu'il est légitime de rattacher à une cicatrice consécutive à l'ulcération du canal.

A l'incontinence nocturne d'urine, que n'a pu guérir le traitement énergique mis en œuvre par le malade, s'est ajoutée une infirmité nouvelle. Il urine maintenant dans ses pantalons. Il n'était autrefois inondé que la nuit, il baigne actuellement jour et nuit dans l'urine. Son sperme fût sans doute sorti par le même orifice anormal s'il eût éjaculé; mais l'infantilisme misérable de cet être chétif m'a permis de supposer, sans plus d'interrogations, que, chez lui, les fonctions génitales sommeillaient encore, malgré ses seize ans.

Devant cet état de choses, je conseillai une intervention chirurgicale et résolus de la pratiquer de la manière suivante : dans un premier temps, rétablir la perméabilité du canal en guérissant le rétrécissement; dans une séance ultérieure et une fois le rétrécissement guéri, oblitérer la fistule.

Le 24 août, je pratiquai l'urétrotomie interne à l'aide de l'urétrotome de Maisonneuve calibrant le n° 21 de la filière Charrière. Contrairement aux règles si judicieusement établies par Guyon, j'incisai la paroi inférieure, siège de la sténose cicatricielle produite par la ligature, de la verge. Puis je mis à demeure une sonde urétrale à bout coupé n° 15 et l'y laissai quarante-huit heures. Je la retirai sans avoir constaté la moindre complication du côté du canal et soumis le malade au repos pendant quinze jours.

Le 11 septembre, je procédai au deuxième temps du plan opératoire que j'avais combiné. J'excisai, sous le chloroforme, toute la portion fibreuse qui circonscrivait l'urètre au niveau de la fistule et, cet avivement effectué, je disséquai les deux lèvres de la plaie dans une étendue suffisante pour amener le glissement facile des deux lèvres de la fistule l'une vers l'autre. Ce glissement me permit d'affronter les deux faces cruentées des lambeaux ainsi obtenus. Une suture transversale, soigneusement pratiquée au crin de Florence, ferma complètement la fistule. Pansement à l'iodoforme recouvert de vaseline iodoformée, le tout assujetti par une bande de gaze iodoformée enroulée autour de la verge. Puis j'introduisis dans l'urètre une sonde molle n° 14, qui devait être laissée à demeure jusqu'à cicatrisation complète de la plaie opératoire. Il était entendu que le fosset de cette sonde serait retiré toutes les deux heures le jour et complètement enlevé la nuit, de façon à amener exclusivement au méat et à détourner ainsi de l'ancien trajet fistuleux la moindre quantité d'urine contenue dans la vessie.

Le 12 septembre, lendemain de l'opération, le malade, d'ailleurs assez intelligent, prétend que l'urine s'écoule entre le méat et la sonde; mais il dit n'avoir rien senti passer au niveau de la suture.

Le 13 au matin, la sonde urétrale a été retirée par le malade qui n'a pu la supporter plus longtemps et sent son pansement mouillé par l'urine. La sonde est réintroduite et laissée deux jours dans le canal.

Le 15, je défais le pansement. Je trouve ma suture disjointe et l'ancienne fistule reproduite. Le malade, malgré mes instances, ne veut plus entendre parler d'opération nouvelle. Désormais, ennemi de la chirurgie qui ne l'a pas guéri, il prétend garder son infirmité plutôt que de subir une autre intervention. Depuis lors, il n'a pas cessé de perdre inconsciemment ses urines, la nuit, et d'uriner le jour par sa fistule reconstituée.

Étant donné le flagrant insuccès thérapeutique obtenu, insuccès que je crois pouvoir imputer autant à l'indocilité du patient qu'à la faute de l'opérateur, l'intérêt de cette observation me semble porter entièrement sur la pathogénie de la fistule : compression énergique de la paroi inférieure de l'urètre par la ficelle fortement serrée, sphacèle de cette paroi et fistule établie à la suite de l'eschare. Je signalerai encore le rétrécissement cicatriciel qui accompagnait cette fistule et dont la guérison préalable devait être obtenue, conformément aux idées émises en 1862 *(Gaz. hebd.)* par le professeur Verneuil et confirmées par Reverdin au Congrès international de Genève de 1878, avant toute tentative dirigée sur la fistule elle-même. Enfin, chez notre malade, la nature cicatricielle du rétrécissement et son degré de coarctation me semblaient nettement justiciables de l'urétrotomie.

Voilà les faits. Je les livre sans plus amples commentaires. Ils sont classiques et ne vous apprendront certainement rien que vous ne sachiez déjà par vos lectures ou votre pratique personnelle. Mais ils m'ont paru dignes d'être publiés comme mettant bien en évidence deux points intéressants et assez rarement observés de la pathologie des voies urinaires. D'une part, l'évacuation à travers les bronches des abcès périnéphrétiques; d'autre part, le mécanisme aussi singulier que brutal d'une fistule urétro-pénienne produite par la constriction circulaire de la verge.

II

Phimosis congénital avec rétrécissement très serré de l'orifice préputial — Complications — Circoncision — Particularités relatives à l'opération — Guérison ([1]).

P..., vingt ans, garçon boucher, vient, le 27 mai dernier, nous consulter à la Policlinique pour une infirmité qui, dit-il, fait le désespoir de son existence et dont il demande à être rapidement débarrassé. Il nous montre aussitôt sa verge où nous constatons le vice de conformation suivant.

L'organe est bien développé et en rapport avec la haute stature et la belle constitution du sujet qui est superbe. Mais le prépuce recouvre complètement le gland au delà duquel il semble former un cul-de-sac hermétiquement clos, où l'extrémité du pénis serait reçue comme dans un doigt de gant. En regardant de plus près, on aperçoit un petit pertuis, situé au sommet de ce cul-de-sac et par où suinte une goutte d'urine. Cet orifice admet à peine l'introduction d'un stylet de trousse; il est mince et n'offre aucune altération de structure de la peau qui limite son pourtour. Le prépuce est mince, souple, mobile au-devant du gland, mais ne découvre jamais la moindre partie de cet organe, bien loin de pouvoir être ramené en arrière de la couronne. Cette disposition, qui remonte à la naissance, s'accompagne de troubles pénibles du côté de la

([1]) *Annales de la Policlinique de Bordeaux*, n° 6, juillet 1891.

miction et de l'éjaculation. La miction est extrêmement laborieuse. Le jet d'urine filiforme et entortillé
s'échappe au dehors avec une telle difficulté que le
malade met au moins cinq minutes pour arriver à
vider sa vessie. En outre, ce liquide s'accumule en
grande partie entre le prépuce et le gland, et forme
une poche liquide dont l'évacuation nécessite chaque
fois une manœuvre rappelant celle qui consiste à traire
les vaches. Il faut exécuter d'arrière en avant des mouvements répétés de compression, de manière à exprimer
le contenu du sac préputial. Encore cette manœuvre
n'est-elle pas entièrement efficace, et l'apparition à différentes reprises de gouttes de pus au dehors, sans douleur urétrale pendant la miction, indique la formation
de poussées de balano-posthite dues à la stagnation
sous-préputiale de l'urine incomplètement évacuée.
Déjà, pour ces troubles divers, la famille avait demandé
autrefois l'avis d'un médecin. Celui-ci, faisant peu de
cas d'une malformation qu'il jugeait devoir disparaître
spontanément à la puberté, avait conseillé de ne rien
faire. Mais la puberté arriva, et, au lieu de s'amender,
les troubles urinaires se compliquèrent de difficultés
très grandes dans l'accomplissement des fonctions génitales. L'érection se fait sans trop de peine, le prépuce
assez souple se prêtant aux variations de volume du
pénis turgescent. L'intromission n'est pas non plus
gênée, à cela près que de petits tiraillements douloureux
se produisent pendant l'acte sur le pourtour de l'orifice
préputial contre lequel le gland fait effort. C'est surtout
l'excrétion du sperme qui est difficile. Le malade éjacule
dans son prépuce et doit écourter chaque séance de
coït pour se livrer à la manœuvre précédemment décrite
à l'occasion de l'évacuation de l'urine.

Par ailleurs, nous ne constatons rien d'anormal. Tous les organes sont sains et bien développés. Il n'existe pas trace de hernie. Du reste, le sujet, qui est très calme, nous dit n'avoir jamais fait d'efforts pour évacuer sa vessie. Il prend tout le temps voulu pour accomplir cette fonction dont le grand inconvénient est d'être lente, mais non douloureuse. Tous les autres orifices naturels sont bien conformés et nous ne trouvons à relever, pour être complet dans notre examen, qu'un léger degré de varicocèle à gauche. Dans les antécédents héréditaires du malade, il n'existe, à sa connaissance, aucun vice de conformation.

Le diagnostic de la lésion est des plus simples. Il s'agit, bien évidemment, d'un phimosis congénital, avec étroitesse de l'orifice préputial qui ne permet pas de découvrir même le méat urinaire, ce qui constitue la variété désignée par Ricord sous le nom de *phimosis complet*. De plus, le prépuce ne formant pas de saillie exubérante au-devant du pénis, mais étant réduit à une mince membrane qui coiffe très exactement le gland sans le déborder, notre cas entre dans la catégorie que Vidal (de Cassis) dénomme *phimosis atrophique* (phimosis court). Enfin, l'introduction d'un fin stylet à travers l'anneau du prépuce nous permet de constater que cette membrane n'est pas adhérente au gland dans toute la partie située en avant de la couronne.

L'indication était formelle. La guérison radicale, si légitimement réclamée par ce jeune homme, ne pouvait être obtenue que par la circoncision. Je la pratiquai le 28 mai, avec l'aide obligeante de M. Grossard, assistant de la Policlinique.

Le malade est soumis au chloroforme et le champ opératoire minutieusement désinfecté. Une fois les

membres en résolution, la cornée insensible et la pu-
pille très resserrée, j'essaie d'appliquer la pince de
Ricord sur le prépuce attiré bien au-devant du gland.
Aussitôt le malade réagit par des mouvements énergiques contre la pression de l'instrument. Je m'arrête et
fais redonner, avec précaution, le chloroforme quelques
instants encore. De nouveau, nous obtenons au complet
tous les signes classiques de l'anesthésie absolue. Néanmoins, l'exquise sensibilité du prépuce n'est pas abolie,
et le patient se débat, inconsciemment il est vrai, pendant l'application de la pince et la circoncision. Celle-ci,
pratiquée avec un couteau de Laugier, obliquement,
d'arrière en avant et de haut en bas au ras de la pince,
met à nu le gland, très congestionné. Une balanite
intense existe tout autour du méat dont l'orifice présente
une dilatation extraordinaire. Quelques artérioles sec-
tionnées donnent du sang qu'arrête aussitôt la forcipressure. Ébarbant alors aux ciseaux des lambeaux de
muqueuse préputiale qui débordent le niveau de la
peau rétractée, je découvre la couronne, mais ne puis
la dépasser. Des adhérences solides et continues soudent
les deux feuillets du sillon balanique, de ce fait entièrement supprimé. Ainsi s'explique sans doute l'absence
absolue de smegma constatée autour de ce gland qui
n'avait pourtant jamais décalotté. On sait, en effet, que
les glandes de Tyson — pour les anatomistes qui admet-
tent leur existence — sont surtout développées dans la
rainure située en arrière du gland. Elles devaient être
annihilées ici en raison des adhérences que je détachai,
non sans beaucoup de peine, avec les doigts d'abord,
puis avec la spatule, jusqu'à dégagement complet de la
couronne. Des déchirures légères succèdent à cette manœuvre et donnent lieu à un écoulement sanguin assez

abondant qu'arrête la compression à l'aide de tampons d'ouate boriquée. Une bonne couche d'iodoforme est alors insinuée dans toute l'étendue du sillon balano-préputial ainsi reconstitué. Quelques ligatures au fin catgut amènent l'hémostase de la plaie opératoire dont j'adosse les lèvres par une suture au crin de Florence. Mais un point reste défectueux : le frein est court et épais, susceptible par conséquent de gêner plus tard le coït. Je le sectionne entre deux pinces à forcipressure et dégage profondément les parties ainsi séparées, de façon à assurer de ce côté aussi une mobilité complète du prépuce. La pince périphérique est remplacée par un catgut solide; mais je laisse à demeure, pour plus de sécurité, la pince qui comprime la portion centrale de l'artère du filet. Comme pansement, je saupoudre d'iodoforme toute l'étendue de la suture et je maintiens appliquées sur la verge, légèrement relevée, des compresses d'eau boriquée froide à 2 %.

Le soir, à cinq heures, le malade se plaint d'un impérieux besoin d'uriner qu'il a vainement cherché à satisfaire depuis l'opération. Je le fais lever et, après quelques minutes d'efforts infructueux, il lance un énorme jet d'urine dont le volume indique une grande augmentation du calibre de l'urètre. Trois cents grammes environ d'urine se sont à peine écoulés que le malade pâlit et se sent défaillir. Une syncope se produit, qui disparaît dans le décubitus dorsal au bout de quelques minutes.

Le 29 mai. — Légère tuméfaction du prépuce. Ablation de la pince à forcipressure qui a été laissée appliquée vingt-quatre heures sur le bout central de l'artère du frein. Le malade a uriné debout deux fois depuis la veille. Chaque fois il a eu une légère défaillance. Pour éviter une syncope pendant mon absence, je conseille au malade, à qui il est impossible d'uriner dans la position horizontale, d'évacuer sa vessie toutes les six heures au moins avec une sonde en caoutchouc rouge n° 16, que j'introduis très aisément devant lui et laisse ensuite à sa disposition. Pansement à l'iodoforme, compresses boriquées.

Le 1er juin. — Le prépuce dégonfle. Pansement avec la vaseline iodoformée (2 p. 30).

Le 4. — Le malade se lève et urine, sans sonde, debout. La miction ne provoque pas la moindre défaillance.

Le 8. — Tous les crins de Florence sont retirés. La réunion primitive est complète. Seule, la peau du filet contusionnée par le séjour de la pince à demeure cicatrisera par seconde intention. Disparition de toute tuméfaction au niveau de la suture. Les alentours du méat restent rouges et desquament. En ramenant en arrière, pour la première fois depuis l'opération, le prépuce, de manière à découvrir entièrement le gland, je constate, malgré l'interposition d'une épaisse couche d'iodoforme que j'avais placée à titre de pansement antiseptique et isolant, la reproduction des adhérences balano-préputiales.

Le 15. — La plaie du frein est cicatrisée. Le jet d'urine est d'un tel volume que nous avons la curiosité d'explorer l'urètre pour en apprécier le calibre. Après un lavage du canal à la solution boriquée, nous passons successivement les plus grosses bougies à boule de la filière Charrière. Le cathéter Béniqué n° 55 pénètre même librement dans la vessie.

Le 20. — Le cathéter Béniqué n° 60 (construit tout exprès pour le malade) éprouve un peu de gêne au méat, mais franchit ensuite sans douleur le canal et le col de la vessie.

Le 23. — Le malade, définitivement guéri d'une infirmité dont il lui reste, pour tout souvenir, une dilatation de l'urètre, vient nous revoir, ainsi que nous l'en avions prié, et nous dit que les manœuvres de cathétérisme pratiquées les jours précédents n'ont déterminé chez lui aucun accident. Il n'a ni souffert ni uriné le sang. Ce qui montre que, chez lui, l'exploration urétrale à laquelle nous nous sommes livré avec des cathéters d'un volume assez considérable n'a pas dépassé les limites de la dilatabilité dont est susceptible ce conduit, dans le cas particulier.

Nous avons cru devoir publier cette observation, à plusieurs titres intéressante et dont l'intérêt nous semble résider surtout dans l'étroitesse de l'orifice préputial.

Il est rare de rencontrer ce vice de conformation aussi développé que dans notre cas. Le rétrécissement, on l'a vu, admettait à peine un stylet de trousse. Il a dû contribuer à la persistance après la naissance du phimosis présenté par notre malade. Il s'agissait ici d'un phimosis atrophique. Le prépuce était mince et étriqué, au lieu d'offrir, comme dans certains cas, un développement exagéré. Sans doute, le gland, par l'accroissement physiologique qu'il a subi au moment de la puberté, l'eût dépassé en volume, sans l'obstacle infranchissable que lui opposait l'atrésie du limbe préputial. De là, nombre d'accidents notés dans notre observation et que nous voulons seulement souligner

ici. C'est d'abord le *symphisis* qui unissait si solidement entre elles les deux lèvres du sillon balanique,
rendant permanente la disposition fœtale, bien mise
en relief par le professeur Bokai, en 1872. Ces adhérences étendues, difficiles à détacher et si facilement
reproduites, ont dû, en supprimant l'espace où d'ordinaire se trouvent accumulées les prétendues glandes
de Tyson, n'être pas sans influence sur l'absence de
smegma constatée chez notre malade après la circoncision. Mais les complications les plus pénibles
venaient des troubles de la miction et de l'éjaculation.
La stagnation sous-préputiale de l'urine et du sperme
gonflait, à la façon d'un ballon, le prépuce qui, pour
être dégonflé, nécessitait l'intervention d'une manœuvre rappelant celle qui consiste à traire le pis de la
vache. Cette stagnation amena, en outre, la *balanite,*
localisée au voisinage du méat, qui a persisté plus de
huit jours après l'opération, et enfin la *dilatation de
l'urètre* dans toute son étendue. Cette dilatation, survenue par le même mécanisme que celles produites
en arrière des rétrécissements ordinaires de l'urètre,
permet de conserver, à bon droit, à l'atrésie préputiale qui en a été le point de départ la dénomination
de *rétrécissement externe* que lui donnait Vidal (de
Cassis). L'ectasie urétrale ne s'accompagnait d'aucun
arrêt de développement du côté du corps spongieux;
elle était uniformément répartie dans toute l'étendue
du canal, et bien différente des dilatations congéni-
tales (très rares d'ailleurs, puisque le professeur
Guyon, dans sa thèse d'agrégation, en cite seulement
deux cas reproduits après lui par tous les auteurs).

Dans le cas actuel, cette complication a dû se produire lentement, par suite des stases répétées infligées à l'urine et au sperme par l'obstacle préputial. Enfin, répétons-le, le canal de notre malade admit sans violence et d'emblée, pour ainsi dire, un cathéter correspondant au n° 30 de la filière Charrière (Béniqué, n° 60).

Autre point important : tant que l'obstacle existait, la vessie se vidait peu à peu, le sujet mettant une grande patience et beaucoup de temps à effectuer chaque miction. Une fois le rétrécissement supprimé par la circoncision, la vessie étant trop rapidement évacuée par un canal très élargi, nous avons vu survenir pendant la miction dans l'attitude verticale une syncope, facile à expliquer par la brusque déplétion du réservoir urinaire.

Dans un cas de dilatation urétrale consécutive à une atrésie du prépuce, relevé par Vidal (de Cassis) dans un journal allemand et reproduit par Piussan dans sa thèse ([1]), il est noté qu'après la circoncision, le jet d'urine avait la grosseur du petit doigt, mais tombait perpendiculairement à l'orifice urétral. Il s'agissait d'un jeune homme de vingt ans qui, avant l'opération, retenait habituellement ses urines et dont la vessie avait pris des proportions énormes. L'inertie des parois vésicales ainsi distendues rend suffisamment compte du trouble dans l'excrétion urinaire signalé en ce cas et que nous avons rapporté ici, par opposition au fait observé par nous. Notre malade,

([1]) *De quelques accidents de l'atrésie congénitale du prépuce et de leur traitement.* Paris, 1884.

âgé lui aussi de vingt ans, était habitué à obéir aux sollicitations de sa vessie; il urinait à chaque besoin. De là l'absence de modifications dans la tonicité de son muscle vésical.

Telles sont les particularités relatives au fait pathologique lui-même. Certaines, moins importantes à la vérité, se rattachent à l'acte opératoire qui a été pratiqué. Je veux y insister en deux mots.

C'est d'abord la *persistance du réflexe préputial* pendant l'anesthésie absolue de l'opéré. Cette sensibilité exquise et si difficile à éteindre peut être rapprochée de celle du sphincter anal, toujours lente à disparaître, comme chacun sait, dans l'opération de la fistule à l'anus par la dilatation forcée.

Je note simplement la commodité, pour éviter toute chance d'hémorragie, de remplacer, sur un sujet docile, la ligature trop aléatoire de l'artère du frein par une pince à forcipressure laissée à demeure vingt-quatre heures.

Pour terminer, je signalerai la *rétention d'urine post-opératoire* que présenta notre malade pendant les sept premières heures qui suivirent la circoncision. D'ordre purement réflexe, cet accident, imputable au traumatisme chirurgical, rentre dans la catégorie des faits si bien étudiés, dans une de ses cliniques, par notre excellent ami, le professeur André Boursier (¹).

(¹) *Leçons de clinique chirurgicale faites à l'hôpital Saint-André de Bordeaux,* 1887.

III

Corps étranger de la vessie (tuyau de pipe) chez une jeune fille de dix-huit ans — Extraction facile par l'urètre — Guérison ([1]).

La malade dont je vais rapporter l'observation est une jeune couturière de dix-huit ans, habitant avec sa famille qui la recueillait tous les soirs et qu'elle abandonnait seulement le jour pour travailler en ville, à l'atelier. Cette jeune fille, brune, bien constituée et d'apparence un peu nerveuse, se plaignait d'accidents douloureux du côté de la miction et souffrait, disait-elle, depuis une huitaine de jours. Jusqu'alors, elle avait sans cesse joui d'une excellente santé et toujours uriné normalement. Depuis le début de la maladie actuelle, les besoins d'uriner étaient devenus très fréquents, le jour comme la nuit, et la miction extrêmement douloureuse. Il semblait que des charbons ardents traversaient le canal à mesure que l'urine s'échappait au dehors. Celle-ci, recueillie dans un vase, était trouble dans son ensemble et présentait çà et là quelques reflets rosés. En outre, la chemise de la malade, que sa mère avait conservée pour me la montrer, portait des taches de pus au niveau de la partie qui recouvrait les organes génitaux. Mais ces taches existaient seulement depuis l'apparition des troubles urinaires.

La première idée qui me vient est celle d'une blen-

([1]) *Ann. de la Policlin. de Bordeaux*, nº 7, janvier 1892.

norragie urétro-vésicale, et, sans plus ample interrogatoire, je me mets en mesure d'instituer par écrit un
traitement approprié. Mais la jeune fille insiste, toute
troublée, pour que je prolonge ma visite. Elle croit que
des médicaments ne suffiront pas à la débarrasser du
mal *horrible* qu'elle endure et me demande s'il ne sera
pas nécessaire de pratiquer *une opération*. Ce mot d'*opération*, qui d'ordinaire est si mal accueilli par les familles
et qui, dans le cas actuel, est mis en avant par la malade
elle-même, éveille dans mon esprit une certaine mé-
fiance. Je demande des éclaircissements. Mais un grand
embarras règne dans les explications invraisemblables
que me fournissent tour à tour et la mère et la fille.
Enfin l'on m'avoue qu'un pharmacien, consulté avant
moi, a déjà examiné la malade, reçu sans doute des
aveux plus complets sur le début de la maladie et conclu à la nécessité de pratiquer une opération. Proposant
alors d'examiner moi-même — à la suite du pharmacien
— les organes génitaux et relevant la chemise qui est
maculée de petites taches verdâtres, je constate les phénomènes suivants.

La vulve — avec sa membrane hymen intacte — présente intégralement l'aspect des organes génitaux d'une
vierge. C'est au niveau du méat qu'existe une rougeur
très accentuée et un léger écoulement purulent, que
j'enlève doucement avec un linge fin. Quelle n'est pas
alors ma surprise, après avoir détaché le pus qui me
masquait tout à l'heure l'orifice urétral, de voir pendre
au méat un filament blanc ressemblant à un bout de fil.
J'essaie d'attirer au dehors avec une pince ce filament,
mais il résiste, et la malade réagit aussitôt en accusant
des douleurs très vives. De plus en plus embarrassé
pour porter un diagnostic précis, je demande à la malade

de m'expliquer nettement la provenance de ce qui me paraît être un corps étranger de l'urètre et de la vessie. La jeune fille alors de pleurer et la mère d'imiter sa fille. Enfin, au milieu de ce concert de larmes, je crois pouvoir comprendre qu'en *se grattant*, comme *par hasard*, avec l'extrémité libre d'une pipe en terre, la malade avait senti cette tige fragile se casser et une partie disparaître dans le canal. Le fait avait eu lieu le soir du 10 octobre, et la mère avait été mise dans la confidence seulement quelques jours après. Quant au père, alcoolique invétéré, il en avait été quitte, après une scène violente contre la disparition inexpliquée de sa pipe, pour en acheter une nouvelle. Pour le bout resté dans la vessie, il était solidement entouré d'un fil dont l'extrémité libre émergeait du méat et dont la moindre traction, une fois encore tentée, était atrocement douloureuse.

Le pharmacien avait eu raison. Une opération s'imposait qui devait être pratiquée sans retard.

Je prescrivis pour l'après-midi un grand bain chaud, et pour le soir un cachet contenant 1 gramme de salol et 5 centigrammes d'extrait thébaïque. L'opération, ardemment désirée par la patiente, fut fixée au lendemain matin, 18 octobre. Elle serait précédée d'un bain de siège émollient et pratiquée sous le chloroforme, mais sans autres témoins que la mère et moi, la malade ne voulant mettre aucune autre personne — fût-elle médecin — dans le secret. Le pharmacien même qui avait reçu les premières confidences serait soigneusement tenu en dehors de l'affaire.

Le lendemain, je chloroformai moi-même la malade et, une fois l'anesthésie absolue, je constatai, à l'aide d'une sonde métallique introduite dans la vessie, la présence du corps étranger; j'évacuai l'urine trouble contenue dans le réservoir vésical et j'y injectai 300 grammes environ d'une solution chaude d'acide borique à 4 %.

Fixant ensuite au dehors, à l'aide d'une pince à forci-pressure, le fil urétral que j'avais bien eu soin de ne pas refouler avec ma sonde dans la vessie, je pratiquai l'extraction du corps étranger de la manière suivante : j'introduisis dans l'urètre une pince à pansement à extrémité très effilée, et, me guidant avec cette pince sur le fil que me tenait tendue la première pince fixa-trice confiée à la mère, je pénétrai dans la vessie. Après quelques tentatives infructueuses, je pus saisir par l'une de ses extrémités le tuyau de pipe que je ramenai intact à l'extérieur. Il était long de six centimètres, épais de sept millimètres environ et présentait une carapace solide formée du fil qui l'enroulait entièrement et qu'as-sujettissait un mélange de jus de tabac, de salive et de sels calcaires formés pendant son séjour intravésical.

Après m'être assuré soigneusement par le cathété-risme que la vessie était maintenant libre, je fis plusieurs injections boriquées chaudes jusqu'à ce que le liquide injecté ressortît limpide, et je laissai la malade se réveil-ler. L'opération avait duré moins de cinq minutes. Dès le réveil, une sensation de cuisson vive dans le canal fut accusée par la jeune fille, à qui je prescrivis deux bains de siège qui seraient pris dans la journée. J'or-donnai, en outre, le repos au lit, du lait comme aliment, et, pour le soir, un cachet contenant, comme la veille, 1 gramme de salol et 5 centigrammes d'extrait thé-baïque.

Le lendemain et les huit jours suivants, la malade prit encore chaque jour un bain de siège, du lait et 75 centigrammes de salol. Le 26 octobre, l'urine était redevenue claire et la miction indolente. La malade, guérie, jurait de ne plus recommencer à se servir, *pour se gratter,* de la pipe de son père.

Je perdis de vue, depuis ce moment, cette cliente que je pensais bien ne plus revoir.

Le 10 décembre, moins de deux mois après l'opération précédente, ma cliente se présentait dans mon cabinet, mais, cette fois, toute seule et non assistée de sa mère. Elle venait me consulter sur des pertes tachant sa chemise, mais sans aucun trouble douloureux de la miction. Je l'examinai et trouvai l'urètre intact. Seulement, l'hymen était largement déchiré et de la vulve, très rouge, s'écoulait un liquide muco-purulent abondant. C'était de la vaginite. Quant à l'ancien corps étranger de la vessie, il n'en restait plus trace, ainsi que je pus m'en rendre compte par le cathétérisme.

Ma cliente avait tenu parole. Elle avait abandonné la pipe paternelle, mais pour recourir à une arme nouvelle dont les premiers essais ne lui avaient pas réussi. En échange de sa virginité, elle avait reçu la blennorragie de son premier amant. Des injections antiseptiques, des tampons vaginaux, des bains, tarirent peu à peu l'écoulement et guérirent rapidement la blennorragie, qui n'avait pas dépassé les limites du vagin.

Je retiendrai de cette observation le seul fait du corps étranger vésico-urétral, sans insister autrement sur la blennorragie banale dont je n'aurais pas parlé si elle ne m'avait fourni l'occasion de vérifier la complète guérison de mon opérée.

C'est là un fait simple, pour ainsi dire classique, et dans son évolution clinique et dans la thérapeutique employée.

Les troubles vésicaux étaient peu intenses. Il n'en était pas de même du côté de l'urètre, où une inflammation violente réagissait contre la présence du fil qui pendant huit jours resta à demeure dans le canal. En revanche, ce fil put servir de conducteur à ma pince qui arriva sur le corps étranger, le saisit et l'attira au dehors sans difficulté. L'urètre avait été préalablement dilaté par les manœuvres solitaires dont cette jeune fille — elle me l'avoua par la suite — était depuis longtemps coutumière : ainsi fut facilitée la manœuvre opératoire. C'est là le mode d'extraction auquel on doit tout d'abord recourir chez la femme dont un corps étranger allongé occupe la vessie. S'il eût échoué, un petit lithotriteur, que j'avais apporté en cas de besoin, m'eût permis de broyer dans la vessie le tuyau de pipe et d'en retirer, séance tenante, les débris à l'aide de la sonde et d'injections vésicales. Je n'ai pas besoin d'insister sur l'utilité, en pareil cas, de l'anesthésie et de l'administration ante et post-opératoire du salol, destiné, en s'éliminant par les urines sous forme d'acide salicylique et d'acide phénique, à antiseptiser le champ opératoire. A l'emploi du salol s'ajoutèrent les injections boriquées, grâce auxquelles guérirent vite — une fois le corps étranger disparu — l'urétrite et la cystite qui en étaient la conséquence.

IV

Blennorragie aiguë terminée et guérie par un abcès sous-urétral ouvert à l'extérieur [1].

Je suis appelé, le 3 novembre dernier, auprès d'un jeune négociant porteur, depuis quatre jours, d'une tuméfaction douloureuse siégeant au-dessous du gland. Cette tuméfaction est diffuse et soulève le filet, à droite duquel elle bombe légèrement. En même temps, il existe un écoulement purulent de l'urètre, sur lequel le malade fournit les renseignements suivants.

Indemne jusqu'à ces jours derniers de tout accident vénérien, il a passé la nuit du 25 au 26 octobre avec une femme connue accidentellement, après un dîner très copieux. Le 30 a commencé à se faire sentir une brûlure vive dans le canal, un peu en arrière du méat. Pour essayer de chasser à l'extérieur la cause de cette gêne de plus en plus douloureuse, il pratique sur sa verge, et à tout instant, des manœuvres rappelant celle de la masturbation, mais seulement localisées au bout du gland, là précisément où existait la sensation cuisante de corps étranger. Malgré ces tentatives d'expulsion souvent répétées, les accidents continuèrent en s'aggravant. Entre les lèvres rouges et tuméfiées du méat, apparurent, le 2 novembre, quelques gouttes de sang, puis le lendemain du pus. La miction est extrêmement douloureuse. Pour traduire les souffrances que

_____
[1] *Ann. de la Policlin. de Bordeaux*, no 7, janvier 1892.

provoque l'émission de l'urine, le malade emploie toutes
sortes de comparaisons : tison ardent, lame de rasoir, etc.
En même temps que ces sensations urétrales et que cet
écoulement, d'abord sanguinolent, puis purulent, il se
fait au niveau du frein une saillie de plus en plus volumineuse. Elle est douloureuse spontanément et à la
pression, recouverte de téguments fortement congestionnés et émet de chaque côté des traînées rougeâtres
qui serpentent jusqu'à la racine de la verge. Ces traînées
d'angioleucite conduisent à deux ganglions endoloris
que la pression révèle aux plis inguinaux. Tels sont les
symptômes locaux, auxquels s'ajoutent de la fièvre, des
frissons,.que présente le malade. Il demande un prompt
soulagement, mais ne veut pas entendre parler d'opération : « Ni injection, dit-il, ni coup de bistouri. »

Nous sommes en face d'un cas bien simple : blennorragie aiguë, compliquée d'un phlegmon péri-urétral ou
plutôt sous-urétral localisé nettement au niveau de la
fosse naviculaire. Le traitement institué est le suivant :
le malade prendra, chaque jour, trois litres de lait contenant chacun un verre d'eau de Vichy et, en outre, un
litre d'eau dans laquelle on aura fait dissoudre 6 grammes de poudre des voyageurs. Toutes les deux heures,
la verge sera plongée pendant dix minutes dans un bol
de solution boriquée chaude à 4 %. Enfin, le soir, en se
couchant, le malade prendra 1 gramme de salol et s'en-
veloppera le gland d'un cataplasme de farine de lin.

Du 3 au 6, ce traitement est suivi régulièrement.
L'écoulement diminue progressivement pour disparaître
complètement *le 6.* Mais le phlegmon a fait des progrès
constants. Il a une forme hémisphérique et le volume
d'une demi-noisette. A sa surface, le filet est étalé et
partage la tumeur en deux parties inégales, celle du

côté gauche étant moins large que celle du côté droi$_t$ vers lequel pointe l'abcès qui semble devoir s'ouvrir prochainement. Le malade se refusant à toute intervention opératoire, je laisse à la suppuration le soin de s'évacuer spontanément au dehors et, pour calmer la douleur, j'ordonne une pilule de 5 centigrammes d'extrait thébaïque. Le salol est supprimé.

Le 7, au matin, le malade se dit beaucoup mieux. L'abcès s'est ouvert, dans la nuit, par un petit orifice situé à droite du filet. Sur le cataplasme, je retrouve une quantité notable de pus et de sang.

La tumeur inflammatoire s'est affaissée depuis que le contenu s'est évacué à l'extérieur. En appliquant le doigt légèrement au niveau du frein, je ne provoque plus de douleur. Pressant alors un peu plus fortement de bas en haut, je fais sourdre une goutte de pus sanguinolent qui vient apparaître au méat. Il y a communication évidente entre la cavité suppurante et la lumière du canal urétral. Les bains antiseptiques de la verge auront seulement lieu deux fois par jour et seront suivis d'une injection chaude de liqueur de Van Swieten, au tiers, pratiquée par moi de la manière suivante : à l'aide d'une petite seringue de verre, je pousse l'injection dans l'orifice de l'abcès, de la peau vers l'urètre et d'arrière en avant, de façon à faire ressortir au méat le liquide antiseptique. Dans l'intervalle des bains et des lavages, un pansement à la gaze iodoformée est appliqué autour du gland. Ce traitement produit un rapide amendement dans les accidents.

Le 13, il n'existe plus de tuméfaction au niveau du frein ni d'écoulement urétral par la pression exercée sur la face inférieure du canal, ni de suintement au niveau de l'orifice phlegmoneux, aujourd'hui cicatrisé. Injections et bains locaux sont supprimés et remplacés par une instillation quotidienne de quatre gouttes de solution de nitrate d'argent, à 1 sur 50, que je porte dans l'urètre au niveau de la fosse naviculaire.

Le 17, je cesse les instillations. Le malade est guéri; ni écoulement, ni tuméfaction, ni douleur.

Je perds de vue le malade pendant un mois pour le revoir le *15 décembre.* A cette époque, la guérison ne s'est pas démentie. La miction est normale; il ne reste aucune trace du phlegmon et l'examen de l'urine recueillie dans un verre ne révèle aucun filament.

Malgré sa grande simplicité, cette observation m'a paru intéressante, à cause de la manière peu commune dont a évolué la blennorragie de mon malade.

Les contusions répétées, provoquées dès le début par la main du malade, ont amené des troubles circulatoires dans la portion du canal (fosse naviculaire) où la blennorragie avait établi ses premiers cantonnements. Ces troubles circulatoires n'ont pas dû seulement exister à la surface de la muqueuse, où l'urétrorragie que j'ai signalée indiquait l'existence d'une rupture vasculaire. Ils ont aussi porté sur la partie profonde de la muqueuse, d'où la facile migration des gonocoques blennorragiques dans le tissu sous-muqueux. Ainsi s'explique l'apparition du phlegmon sous-urétral et sa localisation précise au niveau du point urétral primitivement envahi par le microbe de Neisser. Ce phlegmon a revêtu ici les allures classiques du phlegmon péri-urétral de l'extrémité de la verge; je n'y insiste pas. Mais ce qu'il a surtout pré-

senté de curieux, c'est l'effet salutaire produit sur la
marche et lla terminaison de la blennorragie. Une fois
établi, ce phlegmon semble avoir absorbé toute la
virulence qui s'accusait jusqu'alors du côté du canal
par l'écoulement urétral et les douleurs cuisantes de
la miction. Après l'ouverture extérieure du foyer, le
pus a comme emporté avec lui et rejeté au dehors les
agents infectieux. Ceux-ci, désormais sortis du canal,
ont laissé l'urétrite guérir vite et définitivement. Celle-
ci a commencé et fini au niveau de la fosse naviculaire.
Les portions plus profondes du canal, vers lesquelles
elle s'achemine d'ordinaire, ont été ainsi épargnées
chez notre malade. Le phlegmon a été pour lui le
meilleur traitement de sa blennorragie, qui a guéri en
moins de huit jours.

V

Cystite chronique et Sublimé ([1]).

L'emploi du sublimé dans le traitement local des cystites était dernièrement préconisé par M. Guyon et le résultat de ses recherches, tant cliniques qu'expérimentales, exposé dans le premier numéro des *Annales génito-urinaires* pour l'année 1892. Ce résultat, obtenu après quinze mois d'observation minutieuse, est favorable à l'introduction de cet agent antiseptique dans la thérapeutique des inflammations vésicales.

L'expérimentation, entre les mains de M. Hallé, a d'abord démontré que le sublimé présente :

1° Une action préservatrice puissante contre les microbes de l'air;

2° Un pouvoir antiseptique plus faible sur les cultures de microbes urinaires que sur les cultures de microbes pyogènes vulgaires;

3° Un pouvoir désinfectant faible sur les urines purulentes, sur lesquelles il n'agit qu'à doses énormes.

L'action du sublimé est plus puissante que celle du nitrate d'argent; mais cette action, avec l'un comme avec l'autre médicament, est beaucoup plus efficace si

([1]) Communication faite à la Société de Médecine et de Chirurgie de Bordeaux, séance du 11 mars 1892.

elle s'exerce sur la paroi vésicale même que sur l'urine. De là, la nécessité de préférer les *instillations* aux *lavages*.

C'est aussi ce que démontre la partie clinique des recherches de M. Guyon confiée à ses élèves, MM. Perregaux et Collin. Sur 26 malades atteints de cystites variées, tant aiguës que chroniques, l'on eut recours comparativement aux lavages et aux instillations. Sur 10 cas traités par les lavages, on compte 2 guérisons, 2 améliorations, 6 insuccès. Les 18 malades soumis aux instillations ont donné 8 guérisons, 6 très grandes améliorations, 2 améliorations moyennes, 2 améliorations partielles portant sur la douleur. Enfin, dans 2 cas, le traitement, commencé sans succès par les lavages, a été heureusement continué par les instillations. Ces dernières méritent donc, incontestablement, la préférence sur les lavages. Les instillations doivent d'abord être discrètes et ne pas dépasser vingt à trente gouttes d'une solution variant comme titre de $\frac{1}{5000}$ à $\frac{1}{1000}$. La solution à $\frac{1}{5000}$, qui est la dose de début, provoque rarement une réaction douloureuse, à condition d'être préparée sans alcool et d'avoir pour véhicule de l'eau distillée bouillie. Sous l'influence de ce traitement, on voit bientôt la miction devenir moins fréquente et plus abondante la quantité d'urine émise, ce qui dénote une sensibilité moindre à la distension et une capacité croissante du réservoir vésical.

Avec les lavages, au contraire ($\frac{1}{5000}$, $\frac{1}{3000}$), la douleur accusée par les malades a été presque constamment très vive et souvent elle a dû faire renoncer à ce mode de traitement.

Pour en finir avec les résultats si intéressants empruntés au travail de M. Guyon, je dirai que l'action du sublimé lui a paru très recommandable dans les formes de cystites les plus diverses : tuberculeuses, blennorragiques, prostatiques, etc.

Connaissant ces faits, j'ai tenu à employer moi-même le sublimé dans trois cas de *cystite chronique* soumis en même temps à mon observation. C'est de ces trois malades que je désire entretenir aujourd'hui la Société.

OBSERVATION I.

Cystite chronique d'origine calculeuse; traitement par le sublimé; insuccès.

Mon premier cas est relatif à une femme de trente-sept ans, vigoureusement constituée, mais dont l'existence a été des plus troublées. Mariée à dix-neuf ans, elle perdit en quelques années deux maris de mort violente et ne fut jamais enceinte. Indépendamment de ses malheurs conjugaux, elle accuse un passé urinaire assez mouvementé. A l'âge de vingt-quatre ans, elle eut une violente crise de coliques néphrétiques et, depuis cette époque, elle n'a pas cessé de rendre de temps à autre du sable ou de petits calculs dans ses urines. Ce sable était de couleur rouge brique; ces calculs, petits et très durs. A vingt-huit ans, elle en rendit vingt-cinq dans une seule journée : ils présentaient des facettes aplaties comme s'ils avaient été tassés les uns contre les autres dans un espace très étroit. Depuis l'apparition de ces accidents de lithiase urinaire, l'urine est devenue trouble, la miction fréquente et douloureuse.

La malade, qui a successivement consulté une dizaine de médecins bordelais, a fait plusieurs saisons à Capvern et bu nombre de bouteilles d'eau de Contrexéville. Le tout sans résultat, si ce n'est l'expulsion spontanée pendant un séjour à Capvern, il y a cinq ans, d'un polype utérin gros comme un citron. A dater de ce moment, la menstruation, jadis très abondante, est devenue très capricieuse. La malade reste quelquefois plusieurs mois sans être réglée.

Le 15 janvier dernier, nous la voyons pour la première fois à la Policlinique. Elle se présente à nous souffrant de la région lombaire, du côté droit surtout, du bas-ventre, des cuisses, et nous montrant une urine chargée de pus. La miction est douloureuse vers la fin, elle a lieu en moyenne dix à douze fois le jour et quatre ou cinq fois par nuit. Un soulagement, sinon la guérison, est réclamé avec instance à une situation des plus précaires que rien depuis treize ans n'a pu améliorer. La vessie, explorée très légèrement, ne me dénote la présence d'aucun calcul, mais accuse une sensibilité très vive au col d'abord, puis dans les différents points de la paroi touchés par mon explorateur. L'inflammation ancienne de la vessie, dont les débuts remontent à l'apparition des premiers calculs, ne me paraît pas pouvoir être rattachée, malgré l'absence actuelle de tout calcul vésical, à d'autre cause qu'à la lithiase urinaire. Bien que la cystite soit une complication rare des calculs, je dois porter ici le diagnostic de *cystite chronique d'origine calculeuse.*

J'évacue complètement l'urine trouble contenue dans la vessie et fais un lavage à la solution boriquée chaude (4 °/₀). Ce lavage me permet d'apprécier la capacité du réservoir vésical qui admet à peine 50 gr.

de liquide. Je pratique une instillation avec dix gouttes de la solution de nitrate d'argent à $\frac{1}{30}$ et prescris à la malade le régime lacté absolu, des capsules de térébenthine et du carbonate de lithine, à raison de 10 centigrammes par jour.

Pendant une semaine, je renouvelle les instillations tous les deux jours. Je n'obtiens d'autre résultat que de faire beaucoup souffrir la malade qui, nerveuse et impatiente, ne me dissimule pas le peu de confiance qu'elle accorde à mon traitement. C'est alors que je me décide à employer le sublimé. Mais les instillations, ici comme avec la solution argentique, seraient très pénibles à cause de la douleur provoquée par l'introduction de la sonde à boule. En outre, il faudrait, pour aboutir à un résultat, les renouveler un nombre de fois impossible à prévoir, mais sûrement supérieur à la dose de patience dont était susceptible ma malade. Dans ces conditions, je résolus de faire des lavages de sublimé et voici comment j'y procédai, *le 25 janvier dernier*.

Je voulus me mettre le plus possible dans les conditions recommandées par M. Guyon, pour qui l'*instillation* a sur le *lavage* le grand avantage d'agir non sur le contenu, mais sur le contenant, sur la paroi vésicale même. J'évacuai d'abord complètement la vessie et pratiquai, avec la solution boriquée chaude, plusieurs lavages, jusqu'à ce que le liquide injecté ressortît limpide. Puis, par la sonde en gomme élastique n° 15, toujours laissée en place, je fis pénétrer doucement dans la vessie 30 grammes d'une solution chaude de sublimé à $\frac{1}{2000}$. Ce liquide fut évacué complètement au bout de trois minutes, la malade se refusant à le garder plus longtemps, à cause des douleurs cuisantes provoquées par la présence du médicament dans la vessie.

Mais ces douleurs ne cessèrent point après l'expulsion du liquide injecté. Elles allèrent en augmentant, à tel point que la marche fut impossible et que l'on dut reporter en voiture à son domicile la malade en proie, suivant son expression, à d'horribles tortures. Si j'ajoute à cela des besoins impérieux et incessants d'uriner, qui aboutissent à l'écoulement continuel d'une urine sanguinolente et glaireuse qui s'échappe goutte à goutte de la vessie, une insomnie absolue et l'obligation, pour atténuer un peu les douleurs, de garder la position accroupie, j'aurai imparfaitement esquissé la situation pénible créée par mon intervention. Cette cystite aiguë dura six longs jours pendant lesquels la malade perdit involontairement ses urines sous forme de flocons gluants et purulents et n'obtint un peu de sommeil qu'à l'aide de lavements fortement laudanisés pris matin et soir. Au milieu de ce cortège d'accidents si douloureux, je constate constamment une apyrexie absolue, ce qui est, comme on sait, la règle dans la cystite aiguë.

Le 3 février. — La malade peut retenir ses urines, mais elle urine très souvent, environ toutes les demi-heures, et la miction est toujours très cuisante.

Le 12. — L'orage est dissipé. L'urine ne contient plus ni glaires ni sang. Elle est, comme autrefois, trouble dans son ensemble et présente tous les caractères constatés avant l'injection de sublimé. Mais la douleur est plus vive qu'auparavant et la miction, un peu plus fréquente, a lieu quinze à vingt fois par vingt-quatre heures.

Au total, mon traitement, extrêmement douloureux, a déterminé une cystite aiguë d'une intensité peu commune et n'a procuré en définitive à ma malade aucune amélioration des accidents anciens. Peut-être même, la douleur est-elle devenue un peu plus accentuée à la fin de chaque miction. De plus, il existe, sous l'influence de la marche un peu prolongée, une sensation douloureuse notable dans la région rénale droite *(11 mars)*.

D'où, comme résultat du lavage au sublimé pratiqué chez ma première malade, je dois noter un *insuccès complet*.

OBSERVATION II.

Cystite chronique blennorragique et probablement aussi tuberculeuse ; traitement par le sublimé ; amélioration.

Il s'agit ici d'une autre variété de cystite. Le malade qui en est atteint est âgé de trente-cinq ans. C'est un voyageur de commerce que je soigne depuis le mois de mai 1891 et qui, avant de se confier à moi, a été longtemps soigné par un autre médecin de la ville pour les troubles urinaires déjà anciens qui me l'amènent.

C'est un homme fort en apparence, rose et frais et dont la mine accuse une santé des plus parfaites; aussi, ne suis-je pas peu surpris en l'examinant déshabillé de constater au scrotum, au niveau de la queue des deux épididymes, une cicatrice froncée profondément adhérente par où suinte une goutte de pus séreux qui ne tarit jamais. Ces deux fistules se sont produites spontanément à la suite d'abcès froids qui ont apparu, l'un à l'âge de onze ans, l'autre deux ans plus tard. A l'âge de vingt ans, le malade a contracté une blennorragie qui, depuis lors, n'a jamais guéri, si bien que les troubles urinaires actuels remontent à cette blennorragie. c'est à dire à une quinzaine d'années. L'écoulement urétral, qui n'a d'ailleurs pas été très douloureux au début, a constamment persisté et la chemise du malade a toujours été souillée de pus. En outre, les urines sont devenues troubles peu à peu, quelques mois après le début de l'accident urétral. A ces antécédents, nous devons ajouter un chancre induré contracté il y a deux ans, suivi de manifestations syphilitiques multiples du côté de la muqueuse buccale et du cuir chevelu. Actuellement, cette syphilis se traduit par un psoriasis palmaire et scrotal, très tenace, qui reverdit chaque fois que l'on suspend le traitement spécifique.

Du côté des antécédents héréditaires, je note seulement que le malade a perdu un frère tuberculeux.

Personnellement, il ne présente du côté de la poitrine, des vésicules séminales, de la prostate ou des canaux déférents aucune manifestation tuberculeuse appréciable. En explorant son canal avec une bougie à boule n° 15, nous arrivons au cul-de-sac du bulbe sans difficulté. Mais là, un obstacle existe que nous ne pouvons franchir : un spasme urétral nous défend énergiquement l'accès vers l'urètre postérieur. En insistant avec l'explorateur, on sent celui-ci déprimer le cul-de-sac bulbaire, s'en coiffer en quelque sorte comme d'une enveloppe lâche et dépressible, mais il ne lui est pas permis d'arriver vers la vessie. L'existence de ce spasme urétral nous confirme dans l'opinion que nous avait déjà suggérée l'aspect des urines, qui sont troubles dans leur ensemble avec çà et là des flocons blancs allongés. En même temps que l'urétrite chronique antérieure, surtout invétérée au niveau du bulbe et dont l'écoulement purulent incessant du canal nous traduit l'existence, il existe dans l'arrière-canal et dans la vessie une altération dont la contracture du sphincter urétral aussi bien que l'état des urines est évidemment symptomatique.

Si maintenant nous rapprochons de la marche de ces accidents urinaires qui ont évolué lentement, sans grande réaction, les cicatrices qui relient la peau du scrotum aux épididymes et qui ont succédé à des abcès froids apparus dès l'enfance, et enfin le fait que le malade a perdu un frère tuberculeux, nous sommes forcé de conclure au diagnostic d'urétrite chronique ayant eu pour point de départ une blennorragie et ayant peu à peu déterminé une cystite sur laquelle le bacille de Koch doit avoir une influence au moins égale à celle du gonococcus de Neisser. Je ne dirai rien de la syphilis secondaire dont j'ai signalé plus haut les manifestations psoriasiques, m'occupant seulement ici des troubles urinaires auxquels cette syphilis me paraît étrangère.

Du 25 mai au 25 août 1891. — Le malade a subi, deux fois par semaine, une instillation argentique à $\frac{1}{30}$ dans l'urètre antérieur et une injection vésicale avec une solution chaude de nitrate d'argent à $\frac{1}{500}$. L'impossibilité que m'offrait le spasme urétral à faire pénétrer la sonde à boule dans la vessie était la seule raison qui m'a fait employer les injections plutôt que les instillations vésicales. En même temps, je prescrivis à l'intérieur de l'iodure de potassium et chaque jour une pilule contenant 5 centigrammes d'iodoforme et six perles de térébenthine.

Le 14 décembre. — Le malade revient me voir après un voyage qui l'a obligé de suspendre son traitement. Je le trouve considérablement engraissé; il est rosé, a bon appétit, mais a toujours son écoulement urétral et ses urines troubles comme autrefois. Pendant un mois je reprends avec le nitrate d'argent les injections vésicales et les instillations urétrales.

Le 25 janvier 1892. — Voyant l'inefficacité du traite-

ment employé précédemment, je me décide à essayer
du sublimé. Je procède comme pour la malade dont
j'ai parlé tout à l'heure. Je lave à l'acide borique le
canal et la vessie dont la capacité permet d'introduire
60 grammes de liquide. Dès que celui-ci ressort limpide,
j'injecte, par la sonde cylindro-conique n° 15, 30 grammes d'une solution chaude et non alcoolique de sublimé
à $\frac{1}{1000}$. La solution médicamenteuse est laissée cinq
minutes dans la vessie et retirée ensuite par la sonde.
Le malade, qui n'a accusé aucune douleur, me laisse et
se rend chez lui à pied sans difficulté. C'est seulement
au bout d'une heure qu'apparaît une sensation de brûlure très vive avec un impérieux besoin d'uriner qui
revient toutes les cinq minutes. La miction est très
douloureuse, donne lieu à des urines glaireuses, très
épaisses et striées de gouttes sanguinolentes, mais elle
n'est pas involontaire. Nous ne constatons pas ici l'incontinence signalée chez notre première malade; mais,
comme chez cette dernière, pendant plusieurs jours, il
y a eu insomnie absolue, tant était fréquent le besoin
d'uriner et impérieuse la nécessité de le satisfaire. Cette
cystite aiguë fut moins pénible dans ses manifestations
que pour le cas précédent. Je dus néanmoins pour en
atténuer la douleur, recourir aux lavements laudanisés
administrés matin et soir. Je note ici encore une apyrexie absolue pendant toute la durée de la cystite. Au
bout de huit jours, le calme reparaissait. Les urines
ne contenaient plus de sang, les flocons épais avaient
disparu, la douleur n'était plus ressentie. Restait seulement l'aspect trouble qui existait avant l'injection de
sublimé.

Le 1ᵉʳ mars. — Le malade est revu. Son état, comparé
à celui qui précédait l'injection de sublimé, est notable-

ment amélioré. L'urine, trouble à la vérité, l'est un peu moins à l'émission et, au repos, ne dépose presque plus. La douleur a disparu à la fin de la miction et celle-ci, moins fréquente qu'autrefois, a lieu, non plus quinze fois, mais seulement huit à dix fois par vingt-quatre heures. Quant à l'état général, un peu touché par la cystite aiguë, il est redevenu excellent.

Ici encore je n'ai pu pratiquer d'instillation, faute de pouvoir franchir avec ma boule perforée la partie membraneuse énergiquement contracturée. Aussi, ai-je mieux aimé recourir d'emblée au lavage pratiqué avec la sonde cylindro-conique. Ce lavage, je le répète, devait dans son action ressembler beaucoup à l'instillation, étant donné que le liquide injecté agissait sur la vessie bien évacuée et par conséquent sur la paroi vésicale.

Comme résultat, j'ai obtenu d'abord une cystite aiguë, d'intensité un peu moindre que dans le cas précédent; puis, une fois cette cystite médicamenteuse passée, *une amélioration notable* dans les accidents préexistants, soit une fréquence moins grande de la miction, une disparition complète de la douleur, une limpidité plus grande des urines.

OBSERVATION III.

Cystite chronique blennorragique; traitement
par le sublimé; guérison.

Mon troisième malade est un homme de vingt-neuf ans, employé comme sergent aux sapeurs-pompiers de Bordeaux.

Il a eu, à vingt ans, une première blennorragie qui a été soignée au régiment par les balsamiques et a guéri complètement, nous dit-il, en trois mois. A vingt-six ans, est survenue une nouvelle blennorragie, moins forte que la première et qui a duré deux mois à l'état aigu, puis plus d'un an sous forme d'un suintement indolore. A ce moment, il y a deux ans, le malade, sur les conseils d'une herboriste, se donna à canal fermé une vigoureuse injection d'eau froide, le soir vers huit heures. Au milieu de la nuit, il éprouva un irrésistible besoin d'uriner qui le réveilla et se renouvela trois autres fois jusqu'au matin. Depuis cette époque, le malade présente l'état où nous le voyons pour la première fois, le 25 janvier 1892.

Ce sujet est amaigri, pâle, d'un facies qui indique la souffrance. Il urine très souvent, en moyenne une fois par heure; parfois même il lui est arrivé de se lever trente fois la nuit. Ses urines sont épaisses, verdâtres même quelquefois à la fin de la miction, qui est toujours très douloureuse. Ces troubles s'exagèrent notablement sous l'influence du moindre excès (fatigue, veille, coït, boisson) et l'urine alors renferme du sang. Au canal, il n'existe plus trace d'urétrite; tout se borne à l'existence de la *cystite chronique blennorragique* sur la pathogénie de laquelle il n'est pas besoin de faire ressortir davantage l'influence brutale de l'injection forcée.

Le malade a été traité, il y a deux ans, par des instillations argentiques déposées au col de la vessie. Ces instillations ont été faites pendant deux mois, mais ont dû être cessées à cause des douleurs extrêmement vives qu'elles occasionnaient. Depuis lors, le santal, le salol, le lait, l'abstinence des alcools ont été les moyens utilisés, sans grand avantage d'ailleurs, contre l'état de la vessie.

Le 25 janvier, le même jour exactement que pour les

deux précédents malades, je pratique l'évacuation de la vessie et un lavage boriqué répété jusqu'à ce que le liquide injecté ressorte clair par la sonde. Puis, j'injecte 30 grammes de la solution sublimée chaude à $\frac{1}{1000}$, et laisse cette injection cinq minutes dans la vessie. Le malade n'accuse pas de douleur immédiate, mais en se relevant pour s'habiller, il pâlit et peu s'en faut qu'il n'ait une syncope. Il souffre horriblement du bas-ventre et a besoin d'uriner. On doit le ramener en voiture à la caserne et, à partir de ce moment, éclatent d'une façon très bruyante tous les symptômes d'une cystite aiguë. Le besoin d'uriner se fait sentir à tout instant et le malade, impuissant à lui résister, laisse involontairement échapper ses urines qui sont épaisses, filantes, sanguinolentes et d'une expulsion très douloureuse. Le malade est resté huit jours et huit nuits sans dormir, malgré l'administration de l'opium à hautes doses. Ici, comme dans les deux autres cas, j'ai noté, pendant toute la durée des accidents aigus, une absence totale de fièvre. Vers le neuvième jour, les lavements laudanisés commencent à devenir efficaces et le sommeil enfin reparaît.

Le quinzième jour, les urines sont claires, la miction est beaucoup moins douloureuse et a lieu seulement quinze à vingt fois par vingt-quatre heures.

Au bout de trois semaines, tous les troubles vésicaux ont disparu; plus de douleurs, limpidité parfaite de l'urine qui, dit le malade, n'a jamais été aussi claire ni aussi belle depuis trois ans, enfin fréquence à peu près normale des mictions qui ont lieu seulement une fois la nuit et quatre ou cinq fois par jour. La capacité vésicale se mesure maintenant à 200 grammes environ, au lieu de 60 grammes que pouvait à peine contenir le réservoir vésical.

Le 29 février, la guérison est parfaite. L'état général est excellent. Le malade a le teint rose et frais, il a augmenté en poids de cinq livres depuis un mois. Malgré l'intensité douloureuse des accidents qu'il a dû traverser pour guérir, il nous dit, avec reconnaissance, qu'il ne regrette pas la violence de la thérapeutique employée. Connaissant, dit-il, le résultat tant désiré qu'il a enfin obtenu, il n'hésiterait pas à subir le même traitement, en pareille occurrence, pour se débarrasser des troubles rebelles qu'il présentait depuis trois ans. Tel, le naufragé une fois échappé à la tempête ne se souvient plus que de la joie inattendue de toucher au rivage.

Le mécanisme de cette guérison doit, me semble-t-il, s'expliquer par la cystite aiguë qu'a provoquée le sublimé. Cette cystite dut amener une desquamation complète de l'épithélium vésical malade et la suppression des gonococci de Neisser encore localisés à la partie toute superficielle de cette muqueuse. L'épithélium vésical renouvelé avec les caractères d'un épithélium jeune et normal, d'un épithélium physiologique, nous permet de comprendre comment le malade a recouvré le fonctionnement normal de sa vessie.

Tels sont les trois cas de cystite chronique dans lesquels j'ai voulu utiliser le sublimé. Le premier, *cystite calculeuse,* n'a été aucunement amélioré par le traitement. Peut-être même y a-t-il eu aggravation légère au point de vue de la douleur. Et pourtant, la cystite réactionnelle produite par le sublimé a été plus violente là que dans les deux autres cas. Faut-il invoquer ici, pour expliquer la non-efficacité de mon intervention, l'ancienneté plus grande des lésions qui remontaient à treize ans et qui devaient gagner une profondeur plus grande au-dessous de l'épithélium? Il me semble naturel de se rattacher à cette opinion pour cette première malade comme aussi pour le sujet de ma seconde observation. La *cystite tuberculeuse* a été seulement améliorée, soit que les lésions, ici plus anciennes, aient envahi plus profondément la paroi vésicale, soit que le bacille tuberculeux résiste plus que celui de la blennorragie à l'action du sublimé. Il en a été de même dans un cas analogue traité par les lavages par le professeur Guyon. Enfin, notre troisième malade, atteint de *cystite blennorragique,* a vu la guérison complète succéder à l'action énergique du sublimé. Sur 2 cas analogues traités par les lavages, le professeur Guyon a eu 2 insuccès, tandis que 2 sujets traités par les instillations lui ont fourni 2 guérisons.

De ces trois observations que m'est-il permis de conclure?

Tout d'abord que le traitement employé chez mes malades a été très violent, trop violent et extrêmement douloureux.

M. Guyon, dans l'article cité plus haut, dit que le sublimé n'a jamais produit chez aucun de ses malades et à aucun degré le moindre accident général ou local. Chez les miens, au contraire, une cystite suraiguë a suivi de près l'introduction du médicament dans la vessie, mais ne s'est accompagnée d'aucun phénomène d'intoxication mercurielle. Tous les accidents inflammatoires ainsi produits ont d'ailleurs disparu, dans les trois cas, en moins de quinze jours. Ils n'ont laissé après eux aucune suite fâcheuse durable autre que la légère augmentation de la douleur constatée chez ma première malade.

Il y a donc eu entre mes malades et ceux observés par M. Guyon une différence capitale au point de vue de la réaction vésicale contre l'agent thérapeutique. Faut-il en condamner la méthode et accuser le seul sublimé de la cystite si douloureuse qu'il a provoquée entre mes mains? Je ne le pense pas. Ce qu'il faut incriminer, c'est la façon d'appliquer cette méthode, c'est le procédé et aussi la dose de la solution dont je me suis servi.

Je n'ai pas, à proprement parler, fait de lavages. J'ai fait un véritable attouchement de la muqueuse vésicale avec ma solution. Et cet attouchement, au lieu de le pratiquer avec des *gouttes,* comme cela doit se faire par l'instillation, je l'ai fait avec des *grammes.* De là, je crois, l'intensité des phénomènes réactionnels. Aussi, instruit par l'expérience de ces trois observations, me proposé-je à l'avenir d'opérer de la manière suivante. Toutes les fois que la sonde à boule pourra traverser sans difficulté et sans douleur le sphincter urétral, je suis d'avis d'employer l'instillateur à boule et d'introduire dans la vessie la quantité de gouttes et le titre de la solution recommandés par Guyon. Que si, au contraire, la boule perforée n'arrive pas aisément à la vessie, alors il faudra la remplacer par une sonde cylindro-conique de la filière Charrière, tout en suivant pour la dose du médicament les mêmes règles qu'avec la sonde à boule. En agissant ainsi,

j'aurais probablement évité à mes malades les accidents post-opératoires si douloureux qu'ils ont traversés
— et dont je devais m'accuser ici très consciencieuse-
ment — et j'aurais peut-être obtenu les mêmes résultats définitifs.

Si, pour une raison quelconque, je devais recourir
au procédé dont je me suis servi, c'est à dire à l'emploi
de *grammes* de solution mercurielle, je commencerais
prudemment par une solution moins concentrée, à $\frac{1}{5000}$
par exemple, pour n'arriver que progressivement, au
besoin, aux solutions titrées à $\frac{1}{4000}$, à $\frac{1}{3000}$, à $\frac{1}{2000}$, etc.

Sous bénéfice de ces réserves, je crois que le sublimé
mérite d'entrer dans la thérapeutique des cystites
chroniques, les seules dont je m'occupe ici. Les trois
faits qui me sont personnels et que j'ai voulu ajouter
à ceux publiés par M. Guyon plaident en faveur de la
valeur de cet agent antiseptique. Malgré les réactions
inflammatoires très aiguës que j'ai provoquées et dont
je dois, je le répète, incriminer bien plutôt le manuel
opératoire que la méthode elle-même, ces faits ont
une signification qui me dispense de plus amples
commentaires. Ils démontrent qu'après une seule
application de la solution mercurielle, j'ai obtenu :

1° Pour un cas de *cystite chronique d'origine calculeuse,* vieille de treize ans, un *insuccès;*

2° Pour une *cystite chronique blennorragique chez
un tuberculeux génital,* datant de quinze ans, une
notable amélioration;

3° Pour une *cystite chronique blennorragique,* re-
montant à trois années, une *guérison complète.*

Le sublimé ne saurait pourtant prétendre supplanter

le nitrate d'argent, jusqu'à ce jour et à si juste titre en honneur dans le traitement des cystites. Le sel lunaire, dans la majorité des cas, sera le médicament de choix et c'est chez les sujets réfractaires à son action que l'on devra recourir au bichlorure. Comme le dit M. Guyon, dont, en finissant, je veux invoquer encore la grande autorité, le sublimé, actif lui aussi dans les cas aigus, constitue, dans les cystites chroniques rebelles, une bonne ressource de plus.

VI

Méat en huit de chiffre ([1]).

Sous ce titre, je désire communiquer à la Société l'observation d'un malade qui est venu ces temps derniers réclamer mes soins à la Policlinique.

C'est un garçon de vingt-cinq ans, grand, solidement constitué, que je vis pour la première fois le 21 septembre 1891 et qui demandait à être débarrassé d'un vieil écoulement. Issu d'un père tuberculeux qui a eu treize enfants dont neuf sont morts en bas âge, il a un frère sourd-muet et n'a personnellement jamais été malade jusqu'au mois d'octobre 1888. A cette époque, il contracta une première chaudepisse que le copahu guérit en quatre mois. En janvier 1891 survint une nouvelle blennorragie, également traitée par le copahu, mais qui n'a jamais disparu et dont il demande à être enfin débarrassé.

Pendant l'interrogatoire de ce malade, je suis frappé bien moins par l'histoire banale qu'il me raconte que par son air étrange et par l'aspect de sa physionomie. Son facies a quelque chose de bizarre, rappelant le type chinois. Les orifices palpébraux, notablement rétrécis, ont leur grand axe dirigé en dehors et en haut; le nez est aplati et la face élargie d'une manière exagérée au

(1) Communication faite à la Société de Médecine et de Chirurgie de Bordeaux, séance du 1er avril 1892.

niveau des pommettes. Les dents sont espacées les unes des autres, courtes, mais ne présentent pas de striations ni d'aspérités. Le palais est nettement ogival. Il existe une adhérence et une atrophie très accentuées du lobule de l'oreille. La vue, très affaiblie, a motivé l'exemption du service militaire. Quant à la boîte crânienne, elle n'offre rien d'anormal si ce n'est une petitesse relative, étant donnée la haute stature du sujet.

Faisant déshabiller le malade, je ne constate sur son corps rien d'anormal et j'arrive à l'urètre pour lequel seul il vient consulter. En découvrant le méat, je suis frappé de l'aspect inusité qu'il présente. A l'extrémité libre du gland, je trouve deux fentes situées l'une au-dessus de l'autre et séparées par un petit pont de muqueuse. Si j'écarte les parties latérales du gland, ces deux fentes se transforment en deux orifices arrondis entre lesquels s'élargit la bande transversale qui les isole; le méat ressemble alors à un huit de chiffre. Le reste de la verge est bien conformé et ne m'offre aucune autre disposition anormale. Les testicules ont leur place et leur volume habituels; il n'existe pas de hernie. Le malade, surpris de me voir attacher tant d'importance à une chose qui lui semblait toute naturelle, me dit que son méat a toujours été ainsi conformé. L'urine et le sperme, dit-il, passent toujours par l'orifice d'en bas, mais souvent il arrive qu'au moment de la miction l'orifice d'en haut soit mouillé comme si l'urine sortait aussi par ce trou. Quant à l'écoulement blennorragique, il est peu accentué et se traduit par une goutte matinale qui agglutine souvent les deux ouvertures dont est accidenté son méat. En outre, le malade, qui a l'air très nerveux, accuse des douleurs variables comme intensité et qui, apparaissant tantôt à la fesse, tantôt au bas-ventre, tantôt à la partie antérieure des cuisses, restent toujours localisées au-dessous de l'ombilic.

La miction que je fais accomplir devant moi se fait très facilement et exclusivement par l'orifice inférieur du méat, qui s'agrandit alors aux dépens de l'orifice supérieur de plus en plus effacé. Ce dernier est comme annihilé sous la pression de la colonne liquide qui refoule en haut la bandelette de séparation. L'urine est claire dans son ensemble, mais contient des filaments et des points blanchâtres en assez grande quantité. Après un lavage urétral à la solution boriquée, j'introduis l'explorateur n° 14 dans l'orifice inférieur du méat qui correspond évidemment à l'entrée de l'urètre et j'arrive sans difficulté au bulbe où je provoque une sensation douloureuse assez marquée. La portion membraneuse, malgré un léger spasme, est aisément franchie, ainsi que le col vésical dont la traversée éveille pourtant une douleur un peu vive. La vessie est libre.

De cette exploration, qui complète le récit du malade et l'examen des urines rendues en ma présence, découle le diagnostic facile d'*urétrite chronique antérieure et postérieure*.

Me tournant alors du côté de l'orifice supérieur du méat, j'en écarte les lèvres et découvre une cavité à parois rosées, de forme conique, à base tournée en avant et à sommet dirigé en arrière. Dans cette cavité, je loge complètement la boule de l'explorateur n° 16, mais je sens que son extrémité pointue ne touche pas le fond du cul-de-sac. La profondeur totale, en effet, évaluée à l'aide d'un stylet, mesure un bon centimètre dans son plus grand axe. Quant à la bandelette qui limite en bas l'orifice et le sépare de l'ouverture urétrale, elle est mince, souple, mobile et mesure environ un millimètre d'épaisseur. Ni le stylet métallique ni les baleines de différents calibres successivement introduites ne me permettent de découvrir le plus petit orifice de communication entre cette lacune et l'urètre. Et cependant le malade persiste à dire que l'urine sort aussi parfois par les deux orifices.

Contre l'urétrite chronique est immédiatement institué le traitement classique : capsules de santal, instillations argentiques faites au niveau du bulbe et en arrière du sphincter urétral. Pour les névralgies, je prescris de l'antipyrine associée au valérianate de quinine, que remplaceront plus tard le bromure, les bains sulfureux, les douches, etc.

Au bout de quinze jours, le santal est supprimé. Seules, les instillations sont continuées deux fois par semaine et amènent une amélioration progressive de l'écoulement qui tarit de plus en plus. Toute trace de filaments urinaires et tout suintement urétral ont disparu le 25 janvier. L'urétrite est guérie. Mais il persiste à l'orifice supérieur du méat une goutte opalescente qui en agglutine tous les matins les deux lèvres. En même temps les névralgies persistent, réfractaires à tous les agents thérapeutiques successivement employés.

Devant cette situation, je persuade au malade, qui est très pusillanime et d'humeur capricieuse, qu'une opération légère est nécessaire qui mettra fin à la fois à la difformité du méat, à l'écoulement localisé dans la partie supérieure de ce méat et, probablement aussi, aux névralgies opiniâtres dont le siège paraît confiner aux alentours des organes génitaux et ne pas sortir de la *zone génitale*.

Le 26 février, je sectionne au bistouri la bride transversale qui occasionne la duplicité du méat. Les deux

moitiés ainsi séparées gagnent à droite et à gauche la
paroi urétrale où elles font une légère saillie que je
nivelle avec de fins ciseaux et dont je cautérise au
nitrate d'argent la surface cruentée. Puis, avec un pin-
ceau imbibé de solution argentique à $\frac{1}{30}$, je badigeonne
toute la partie urétrale qui limitait en haut le cul-de-sac
maintenant disparu. Ainsi devait être détruite l'inflammation blennorragique qui avait établi là ses derniers
retranchements.

Depuis cette opération, le méat a récupéré son aspect
normal. Il n'existe plus ni agglutinement de ses lèvres
le matin ni écoulement. Toute névralgie a disparu.

Voilà le fait clinique. Il s'agissait bien évidemment
ici de cette anomalie désignée sous le nom de *méat en
huit de chiffre* et que l'on a pu décrire à tort autrefois
sous le nom d'*urètre double*. Tel le cas publié par
Fabrice de Hilden sous le titre de : *De duplici ductu
urinario*. Telle l'observation de ce jeune homme dont
parle Vésale et chez lequel le gland était percé de
deux méats, l'un pour le passage de l'urine, l'autre
pour celui du sperme. L'authenticité de ce fait est
généralement révoquée en doute et l'on n'admet plus
la *duplicité de l'urètre*. Les cas que l'on a pu ranger
sous cette rubrique sont tous relatifs à des anomalies
du méat ou bien à l'existence de canaux accessoires de
l'urètre sur lesquels Lejars a récemment rappelé
l'attention (*Ann. gén.-urin.*, 1888). Les anomalies du
méat qui seules m'intéressent ici sont, on le sait, des
plus variables : atrésie, hypospadias, multiplicité, etc.
La multiplicité du méat peut revêtir des formes diverses. Tantôt elle se présente sous la forme du *méat*

à quatre lèvres décrit par Malgaigne (*Anat. chir.*, II, 443). D'autres fois le gland est percé de trois ouvertures, comme chez un malade cité par Vidal de Cassis. Dans d'autres cas, analogues à celui que j'ai observé, il s'agit de la disposition bien décrite par Jarjavay dans son livre : *De l'urètre de l'homme* (1856). « Cette duplicité de l'urètre, dit-il, n'est qu'une apparence. Le prétendu méat qui est le plus élevé et qu'on pourrait prendre, en effet, après un examen superficiel, pour l'orifice d'un canal, n'est qu'une grande lacune, la lacune la plus antérieure de celles qu'on trouve sur la paroi supérieure de l'urètre. En introduisant un stylet dans son intérieur, j'ai toujours trouvé qu'il était arrêté dans un cul-de-sac terminal. »

On s'explique aisément la formation de ce cul-de-sac. Les glandes urétrales situées à la paroi supérieure de la portion spongieuse ont leur ouverture dirigée en avant, parallèle à la direction du canal. Leur ouverture peut être assez large pour former une vraie lacune, parfois même une sorte de valvule comme celle décrite par Guérin et dans laquelle peut s'engager le bec d'une bougie. A un degré plus avancé, la valvule, au lieu de rester limitée à la paroi supérieure, gagne les parties latérales et va en s'élargissant jusqu'au méat, qu'elle divise en deux orifices par une bride transversale. De là, la disposition dénommée par Jarjavay *méat en huit de chiffre*. Cette disposition n'est pas rare et Jarjavay l'a rencontrée plusieurs fois à l'École pratique ou au Bureau central. Elle existerait environ une fois sur quatre cents urètres, d'après mon observation personnelle.

La grande lacune supérieure peut avoir un orifice interne, ainsi que le prouve l'une des observations présentées en 1852 à l'Académie de Médecine par Marchal (de Calvi). Le sujet avait longtemps uriné par les deux orifices; le supérieur, plus petit et très court (2 centimètres), s'oblitéra graduellement.

En a-t-il été de même chez mon malade qui dit avoir eu la sensation du passage de l'urine par l'orifice supérieur du méat? Je ne le crois pas. Ce malade n'a d'abord jamais vu l'urine sortir par l'orifice en question; il accusait simplement une sensation de liquide s'échappant en ce point, et cela seulement pendant la miction, non pendant l'éjaculation. De plus, je n'ai pu, malgré de patientes et fréquentes explorations, découvrir le moindre orifice de communication entre la lacune urétrale et la lumière du canal. Aussi, je crois pouvoir expliquer de la manière suivante la sensation accusée par le malade. Il existait dans cette lacune une inflammation blennorragique ancienne se traduisant par un suintement matinal et un accolement de ses deux lèvres. Il est probable que pendant la miction la pression de la colonne urinaire aplatissait la paroi inférieure de la lacune contre la paroi supérieure, exprimant ainsi d'arrière en avant le contenu de cette lacune et en faisant sortir le liquide blennorrhéique accumulé dans l'intervalle des mictions. C'est là le liquide qui pouvait donner au malade l'illusion d'une miction s'exécutant par l'orifice supérieur du méat. Quant à l'absence de cette sensation pendant l'émission du sperme, elle pourrait s'expliquer par les différences de conditions physiologiques où se trouve l'urètre pendant l'éjaculation et pendant la miction. Au moment de la miction, le canal, réduit à l'état de simple fente, est déplissé par la pression de l'urine qui écarte ses parois pour se faire issue au dehors. Cette pression n'existe pas au moment de l'érection qui a pour but de rendre béant le canal afin que le sperme le parcoure facilement et pour ainsi dire avec le minimum de frottement. Dès lors, la valve, limitant en bas la lacune urétrale qui existait chez mon malade, n'a pas dû être refoulée et appliquée contre la paroi supérieure de l'urètre, comme cela avait lieu pendant la miction. De là, dans un cas, pendant la miction, la sensation, d'un liquide sortant par l'orifice supérieur, et dans l'autre, pendant l'éjaculation, l'absence de cette sensation. On comprend ainsi comment le malade pouvait dire et croire que l'urine passait par l'orifice supérieur du méat, mais que le sperme n'y passait pas.

Autre point à noter. Ici, le canal borgne qui s'ouvrait au-dessus de l'urètre a été touché, lui aussi, par la blennorragie. C'est là ce qui arrive souvent aux *canaux accessoires de l'urètre* étudiés par Lejars. Ils constituent pour la blennorragie un lieu d'élection où elle se cantonne, s'isole quelquefois et s'enracine. Dans le cas actuel, il fut facile de l'en déloger, une fois incisée la bride qui séparait les deux orifices.

Cette opération a eu également une influence rapidement curative sur les névralgies qui avaient résisté à tous les autres traitements. C'étaient évidemment là des troubles nerveux réflexes ayant pour point de départ la malformation du méat et analogues à ceux qui accompagnent fréquemment l'atrésie du méat ou

du prépuce. En supprimant la malformation, l'incision
a du même coup fait disparaître les névralgies.

Quant à l'origine de cette malformation, elle était
bien congénitale. Elle ajoutait comme un stigmate de
plus à l'ensemble de ce sujet qui, de par ses antécédents héréditaires et collatéraux et de par les nombreuses bizarreries de sa conformation faciale et de son
système nerveux, était un peu ce qu'on est convenu
d'appeler un *dégénéré*.

VII

Hydrocèle et rétrécissement de l'urètre ([1]).

L'*hydrocèle simple* — par opposition à l'*hydrocèle congénitale* dont je ne veux pas m'occuper ici — est aujourd'hui considérée par tous les chirurgiens comme un épanchement séreux symptomatique d'une irritation chronique de la tunique vaginale. C'est une *vaginalite chronique séreuse* dont le point de départ très varié peut être soit une lésion locale (traumatisme, tumeur ou inflammation du testicule ou de l'épididyme, corps étranger de la vaginale, etc.), soit un état général infectieux à manifestation localisée du côté de la séreuse testiculaire, le rhumatisme, par exemple. La variété qui seule nous intéresse en ce moment est celle défendue par le professeur Panas devant l'Académie de Médecine en 1872, puis reprise et développée par son élève Vétault ([2]). C'est l'hydrocèle liée à une lésion de la queue de l'épididyme, lésion établie sourdement et « habituellement produite par un foyer d'irritation siégeant dans le canal aux environs de la région prostatique. » Ce foyer d'urétrite postérieure peut être entretenu par des causes diver-

---

([1]) Communication faite à la Société de Médecine et de Chirurgie de Bordeaux, séance du 6 mai 1892.
([2]) Vétault. *Considérations étiologiques sur l'hydrocèle des adultes.* Th. de Paris, 1872.

ses, un rétrécissement par exemple. Le rétrécissement devient alors l'origine première de l'hydrocèle.

Chez les malades dont je vais retracer sommairement l'histoire, l'influence pathogénique du rétrécissement urétral sur la production de l'hydrocèle éclate avec la dernière évidence. On va pouvoir en juger.

OBSERVATION I.

Rétrécissement de l'urètre; hydrocèle double;
urétrotomie interne; guérison spontanée de l'hydrocèle
après la cure du rétrécissement.

Mon premier malade est un marin, très grand et fort, que j'ai pu suivre depuis une dizaine d'années. Il est âgé maintenant de cinquante-cinq ans et fut examiné, pour la première fois, par moi le 13 janvier 1881, dans le service du regretté professeur Denucé, dont j'étais alors l'interne. Ce marin entrait à l'hôpital pour des troubles de la miction caractérisant un rétrécissement de l'urètre (difficulté d'uriner, jet petit et entortillé retombant verticalement sur les pieds, etc.). Une série de blennorragies, contractées un peu dans tous les pays, expliquait la production de cette affection devenue surtout intolérable depuis trois mois. En même temps le malade se plaignait d'éprouver depuis la même époque *un embarras du côté des bourses,* qui étaient augmentées de volume, mais indolentes. Par l'examen du scrotum, on pouvait aisément constater qu'il n'existait pas trace de hernie, mais que les deux vaginales, grosses l'une et l'autre comme une petite poire Saint-Jean, contenaient un liquide transparent à la lumière artificielle. Il s'agissait bien d'une hydrocèle double. Du côté de l'urètre, qui commandait une attention et une thérapeutique immédiates, il existait un rétrécissement périnéo-bulbaire perméable seulement à la fine bougie n° 4. L'urétrotomie interne fut pratiquée deux jours après sans aucun incident. Le cathétérisme fut ultérieurement pratiqué à jour passé avec des bougies cylindro-coniques d'abord, puis avec des Béniqué, dont on pouvait introduire le n° 40 le 15 février. A cette époque, un mois après l'opération, le malade demandait à quitter l'hôpital, disant uriner mieux que jamais et se souciant fort peu de ses hydrocèles. Sur ma recommandation, il revint de temps à autre me voir par la suite, et j'ai pu le rendre fidèle à la promesse qu'il m'avait faite de continuer à se sonder. Il n'a jamais cessé de passer une fois par mois dans son canal une bougie supérieure au n° 16 de la filière Charrière. Le bénéfice de l'urétrotomie ne s'est pas un seul instant démenti. La miction a constamment été satisfaisante et l'urine limpide. Du côté du scrotum aussi d'heureuses modifications se firent peu à peu sentir. Six mois après la cure sanglante du rétrécissement, il n'existait plus trace d'hydrocèle. Les deux testicules se pouvaient facilement apprécier à travers la vaginale, directement appliquée à leur surface, sans aucune interposition de liquide. Seule, la queue des épididymes présentait une légère augmentation de volume. La guérison spontanée de l'hydrocèle double de mon malade s'est maintenue plus de dix ans. Et parallèlement, grâce au cathétérisme persévérant, s'est maintenue chez lui la guérison du rétrécissement urétral obtenue par l'urétrotomie. Le suspensoir lui-même est délaissé sans le moindre dommage. Les bourses sont revenues, comme l'urètre, à l'état normal.

OBSERVATION II.

Rétrécissement de l'urètre;
hydrocèle gauche; dilatation progressive du rétrécissement
amenant la disparition de l'hydrocèle.

Quant au second malade, il me fut montré le 10 juillet 1881 par mon regretté collègue Bertrand, alors interne du professeur de Fleury, à l'hôpital Saint-André. Il s'agissait d'un vigneron de la Charente, âgé de quarante-cinq ans, venu à Bordeaux pour se faire débarrasser de fièvres intermittentes rebelles. En même temps il présentait une hydrocèle gauche, du volume d'un citron, qui s'était développée depuis environ un an. Elle ne le faisait d'ailleurs aucunement souffrir et le gênait beaucoup moins que la difficulté d'uriner dont il avait commencé à s'apercevoir il y a dix-huit mois. L'urine sortait lentement et par un jet très fin du canal, dans lequel son médecin avait à différentes reprises introduit de petites sondes. L'exploration urétrale nous révéla l'existence d'un rétrécissement de la région bulbaire et permit seulement le passage d'une bougie n° 7. Pendant trois mois que ce malade séjourna à l'hôpital soumis à un traitement médical antipaludique, il fut sondé régulièrement tous les deux jours avec des bougies de calibre progressivement croissant. Au bout de deux mois de cathétérisme, le n° 18 passait facilement et le n° 20, quatre semaines plus tard, pouvait être introduit par le malade lui-même qui demanda à revenir dans son pays. A ce moment, l'hydrocèle n'avait plus que le volume d'une petite mandarine. Elle avait comme fondu sous nos yeux, sans autre traitement que la dilatation du rétrécissement urétral. Nous l'eussions sans doute vue disparaître complètement s'il nous avait été possible de retenir davantage le malade à l'hôpital.

OBSERVATION III.

Rétrécissement de l'urètre; hydrocèle double;
urétrotomie interne; guérison parallèle du rétrécissement
et de l'hydrocèle.

Maintenant il s'agit d'un mécanicien de la marine qui me consulta en juin 1886 pour un rétrécissement consécutif à une vieille chaudepisse qui n'avait jamais guéri. Cet homme, âgé de quarante-huit ans, célibataire, rendait goutte à goutte et avec une grande difficulté des urines troubles. Il ne vidait jamais sa vessie, si bien qu'à tout instant il éprouvait le besoin d'uriner. Pâle, sans appétit, à bout de forces, il réclamait maintenant l'intervention chirurgicale qu'il avait autrefois refusée, notamment à l'hôpital de Rochefort. Une fine baleine put être introduite après d'inutiles essais de cathétérisme pratiqué avec les plus petites bougies. J'arrivai au niveau du bulbe sur un tissu rugueux et dur au milieu duquel, avec beaucoup de patience, je finis par trouver un étroit défilé qui me conduisit à la vessie. Je laissai cette baleine en place pendant un quart d'heure et la remplaçai ensuite par une bougie n° 4 qui fut fixée à demeure. Pendant l'examen du malade, je constatai l'existence d'un suspensoir qui enveloppait un volumineux scrotum. Celui-ci, mis à nu, se montra formé de deux tumeurs ovoïdes juxtaposées à droite et à gauche de la ligne médiane et mesurant chacune le volume d'une grosse poire à petite extrémité dirigée en haut. Chacune de ces tumeurs était rénitente, indolente et transparente à la lumière; il s'agissait bien là d'une hydrocèle double. Le malade, qui s'était aperçu pour la première fois il y a deux ans de l'augmentation de volume de *ses parties*, n'y attachait pas grande importance, sachant que dans les pays chauds où il avait beaucoup vécu c'était une affection très commune. D'autant plus, ajoutait-il, qu'étant sans cesse exposé par profession à la chaleur ardente des fourneaux, il avait une raison de plus pour avoir les *testicules tombants, froissés et engorgés*. Malgré son explication, en somme rationnelle, je conservai quelques doutes sur la pathogénie qu'il imputait à son hydrocèle. A part moi, en raison de cas analogues précédemment observés, je ne pouvais m'empêcher de rattacher, comme un effet à sa cause, l'hydrocèle double de mon malade au rétrécissement très étroit de son urètre. Le lendemain matin, 19 juin, je pus introduire une fine bougie conductrice de Maisonneuve à la place de celle que j'avais laissée la veille, et je pratiquai l'urétrotomie interne sur la paroi supérieure du canal. Il importerait peu de reproduire ici les détails de l'opération; je me contenterai de dire qu'elle fut pratiquée conformément aux règles judicieuses recommandées par le professeur Guyon. La sonde à bout coupé n° 14 fut introduite autour du portillon et laissée quarante-huit heures en place. Pendant huit jours, le malade fut soumis au repos au lit. A ce moment, je commençai le cathétérisme à l'aide de bougies cylindro-coniques. Une fois arrivé au n° 20, j'employai les Béniqué dont le n° 44 pouvait être introduit un mois après l'opération. Je perdis alors de vue le malade, à qui je recommandai expressément de se sonder deux fois par semaine avec la bougie n° 20. Il devait, en outre, comme traitement de son hydrocèle, porter continuellement son suspensoir doublé d'une épaisse couche d'ouate, et appliquer matin et soir sur son scrotum une pommade à l'iodure de plomb. Je devais le revoir, deux mois plus tard, le 21 septembre. Il était alors gros et frais, avait bon appétit, urinait à la perfection et présentait des urines absolument limpides. Il avait de plus abandonné l'usage de son suspensoir ayant vu, à sa grande surprise, les bourses récupérer peu à peu leur volume normal. L'hydrocèle avait, en effet, disparu à peu près complètement des deux côtés. Il restait seulement une petite quantité de liquide dans chaque vaginale. L'on pouvait apprécier nettement l'intégrité absolue du testicule contrastant avec l'induration légère de la queue des épididymes. Je recommandai au malade de reprendre le suspensoir et l'usage de la pommade dite *fondante*. Je lui permis de reprendre son service à la condition de continuer à se sonder tous les quinze jours avec la bougie n° 20 jusqu'à nouvel avis de ma part.

Je revis mon opéré en février 1887, huit mois après l'urétrotomie. Il avait — chose bien rare chez les rétrécis dont on a dilaté le rétrécissement — continué à se sonder, mais il avait mis de côté depuis le mois de novembre et sa pommade et son suspensoir, devenus inutiles. En effet, il n'existait pas la moindre trace d'hydrocèle, qui avait guéri entièrement cinq mois environ après la section du rétrécissement urétral. Cette guérison fut mise tout entière par le malade sur le compte de ma pommade. Je lui laissai cette douce illusion, sachant bien, pour ma part, à quoi m'en tenir sur ce point. L'essentiel était pour lui d'uriner librement et d'avoir un scrotum comme tout le monde.

OBSERVATION IV.

Rétrécissement de l'urètre; hydrocèle double;
dilatation progressive du rétrécissement; guérison de
l'hydrocèle.

Le quatrième de mes malades est un jeune militaire de vingt-trois ans que j'observais à l'hôpital militaire de Saintes, où je faisais, en 1888, comme médecin
major, une période de vingt-huit jours. Il souffrait de
troubles urinaires depuis un an, époque à laquelle il
s'était fait dans l'urètre, pour tarir une blennorragie
rebelle, une injection concentrée de permanganate de po-
tasse. Cette médication énergique avait déterminé une
urétrite violente et provoqué un écoulement purulent
et sanguinolent qui avait persisté plusieurs jours. Les
choses s'étaient amendées par la suite, mais au bout de
trois mois apparaissaient les premiers symptômes d'un
rétrécissement urétral (miction fréquente, jet d'urine fin
et peu puissant, etc.). Par l'exploration, je ne peux introduire qu'une bougie n° 6 à travers un défilé très
serré siégeant à la partie profonde de l'avant-canal. Il
existait, en outre, un varicocèle gauche et une hydrocèle du côté correspondant. N'osant avouer à un chirurgien militaire de profession son infirmité, qu'il croyait
déshonorante, il ne s'était jamais plaint des difficultés
croissantes que présentait chez lui la miction, surtout
après des excès de coït ou de boisson. Il me demandait
simplement un moyen capable d'empêcher le mal d'augmenter, sauf à se soumettre plus tard à un traitement
curatif. Je lui donnai une bougie n° 6 qu'il devait
passer au moins deux fois par semaine et laisser une

dizaine de minutes. Il s'abstiendrait en outre de tout écart alcoolique et vénérien.

Cet homme resta au service un an encore et rentra dans sa famille, au Médoc, en septembre 1889. Il voulut bien alors me confier le soin de le guérir et je l'examinai le 16 décembre. Son rétrécissement n'avait pas augmenté, mais le scrotum avait doublé de volume. Il existait une hydrocèle bilatérale, ayant de chaque côté la grosseur d'un bel œuf de poule. A partir de ce moment, je soumis l'urètre à la dilatation progressive, qui fut très lente dans son action et qui me permit, seulement au bout de six mois, d'introduire la bougie n° 18. A dater de ce moment, j'employai les Béniqué deux fois par semaine et pus, en octobre 1890, passer le n° 46. Depuis cette époque le malade fut livré à ses propres soins. Sur ma recommandation expresse, il se sonda lui-même avec la bougie n° 20, d'abord toutes les semaines (pendant deux mois), puis tous les quinze jours (pendant deux autres mois), enfin tous les mois jusqu'à ces temps derniers. La bougie, tenue très proprement, est toujours très facilement introduite et ne provoque pas la moindre douleur. Les urines sont normales, la miction parfaite. Quant à l'hydrocèle, elle était restée stationnaire jusqu'en mars 1890. Au mois de juillet et sans autre traitement que l'enveloppement ouaté et le port d'un suspensoir, elle avait entièrement disparu. Restait seul le varicocèle qui n'était évidemment pas la cause de l'hydrocèle gauche primitivement observée, puisque celle-ci, comme l'hydrocèle du côté droit, es maintenant guérie. Je n'ai pas revu mon malade depuis le mois de mars 1891. A cette époque, il présentait une induration marquée au niveau de la queue épididymaire des deux côtés, mais pas la moindre

trace de liquide dans sa vaginale. L'urètre était toujours
aisément perméable à la bougie n° 20.

OBSERVATION V.

*Rétrécissement de l'urètre; hydrocèle double; la guérison
du rétrécissement amène une première fois la guérison de
l'hydrocèle; celle-ci reparaît avec la récidive du rétrécissement dont la guérison, une seconde fois obtenue, détermine la résolution de l'hydropisie vaginale.*

J'arrive maintenant à mon cinquième malade. C'est
un négociant de Bordeaux dont l'observation est des plus
concluantes au point de vue spécial qui m'intéresse.

Agé de cinquante ans, il vint me consulter au mois
de février 1891 pour deux hydrocèles piriformes ayant
chacune le volume d'un gros citron. Ces hydrocèles,
apparues il y a une quinzaine d'années, ont une première fois guéri avec un simple suspensoir. Depuis
deux ans, elles se sont reproduites et le malade demande
à en être radicalement débarrassé. Interrogé sur son
passé urinaire, il me raconte qu'il a subi, pour un rétrécissement urétral, une opération à l'âge de trente-
cinq ans. A la suite de cette opération — qui n'était
autre que l'urétrotomie interne et qui fut pratiquée à
Paris par le professeur Trélat — la miction est devenue
normale, d'autant mieux que pendant deux ans il avait
eu soin de se sonder de temps à autre. A cette époque,
guéri de son rétrécissement et de l'hydrocèle à laquelle
il attachait peu d'importance, le malade s'était marié et
bien porté jusqu'à l'âge de quarante-sept ans. C'est
alors qu'apparut de nouveau l'hydrocèle, à gauche
d'abord, puis des deux côtés, et sans jamais être in-

fluencée par les topiques de toute nature appliqués à la surface du scrotum. Ramenant l'attention de mon client du côté des fonctions urinaires, j'apprends de lui que son urine est quelquefois un peu trouble, qu'elle ne s'écoule pas avec autant d'aisance depuis quelques années et qu'enfin, après chaque miction, lorsqu'il a réintégré la verge dans son pantalon, il sent des gouttes d'urine mouiller sa chemise. Par le toucher rectal, je constate que la prostate est à peine saillante, égale et lisse, que par conséquent elle n'est pas hypertrophiée. Explorant alors le canal, je constate au niveau de la portion bulbaire un rétrécissement qui admet seulement le passage d'une bougie n° 8. C'est la récidive du rétrécissement anciennement opéré par l'urétrotomie, mais dont la dilatation ne s'est pas maintenue, le malade ayant négligé de continuer à se sonder. Quant à l'hydrocèle, elle me paraît avoir récidivé comme a récidivé le rétrécissement urétral qui en a été une première fois la cause. J'annonce que la guérison de ce rétrécissement fera disparaître et les troubles urinaires actuels et l'épanchement séreux des deux tuniques vaginales.

La dilatation graduelle est d'abord tentée à l'aide des bougies. Le cathétérisme est pratiqué deux fois par semaine, mais au bout d'un mois je ne puis dépasser le n° 11 de la filière Charrière. Devant l'impatience du malade et aussi devant le peu d'élasticité du canal dont le rétrécissement d'autrefois a été compliqué d'un rétrécissement cicatriciel post-opératoire, je conseille l'urétrotomie interne. Je pratiquai cette opération le 5 août 1891, suivant de tous points les conseils de Guyon. Les suites en furent extrêmement simples. Le 20, je commençai l'introduction des bougies et la continuai, à jour passé, jusqu'au 10 mai. A cette époque, je

pouvais aisément passer le cathéter Béniqué n° 40. Du
1er juin au 1er octobre, mon opéré s'est sondé tous les
quinze jours avec la bougie n° 19. Je l'ai revu à ce moment. Les hydrocèles, contre lesquelles j'avais intentionnellement prescrit un simple suspensoir capitonné
d'ouate, avaient diminué des trois quarts. Le 10 janvier
dernier, elles avaient disparu, laissant de chaque côté
une induration indolente de la queue épididymaire. Le
malade, convaincu cette fois de la nécessité du cathétérisme persévérant, passera le 1er et le 15 de chaque
mois une bougie calibrant le n° 19, tout en gardant,
pendant encore plusieurs mois et par pure précaution,
l'usage de son suspensoir.

Observation VI.

Rétrécissement de l'urètre; hydrocèle double;
développement parallèle des deux affections abandonnées
à elles-mêmes.

Le sujet de cette observation est un vieux marin
de Langoiran qui tomba, il y a sept ans, à califourchon
sur le rebord d'une gabare et se fit une rupture de
l'urètre. Après avoir été soigné à diverses reprises à
l'hôpital Saint-André, il revint à la campagne où,
depuis quatre ans, il vit pauvre et souffreteux et où j'ai
quelquefois l'occasion de l'examiner depuis l'été dernier. Sa verge, flasque et pendante, est considérablement œdématiée. Le scrotum, augmenté de volume, est
accidenté çà et là d'orifices fistuleux par où s'écoule une
urine trouble qui ne sort plus au méat, depuis longtemps desséché. De plus, il existe une double hydrocèle dont le début, d'après le récit du malade, date de

l'apparition des accidents qui ont suivi le traumatisme urétral.

Ce traumatisme a produit dans la région périnéo-bulbaire un rétrécissement cicatriciel à travers lequel j'ai grand'peine à passer une bougie n° 4. Des abcès urineux nouveaux s'ouvrent de temps à autre à côté et au-dessous du scrotum, véritablement transformé en pomme d'arrosoir. De violents accès de fièvre coïncidant avec des douleurs constantes dans les reins, un aspect terreux et bouffi de la face, une diminution progressive des forces, etc., indiquent des désordres profonds de tout l'appareil urinaire. De cet ensemble symptomatique auquel remédierait seule l'urétrotomie externe, difficilement applicable dans les conditions misérables où se trouve le patient, je retiendrai uniquement l'hydrocèle double qui existe chez lui. Cette hydrocèle me paraît liée au rétrécissement traumatique de l'urètre survenu en 1885 et durera sans doute autant que la cause qui lui a donné naissance.

OBSERVATION VII.

Rétrécissement de l'urètre et hydrocèle double chez un sujet non encore traité.

A l'observation des six malades précédents, je veux ajouter quelques mots sur le cas d'un employé de commerce, âgé de quarante-un ans, que je soigne depuis une quinzaine de jours pour un rétrécissement blennorragique admettant une bougie n° 8. Il est, lui aussi, atteint d'une hydrocèle bilatérale à laquelle je n'ai pu assigner d'autre origine que l'urétrite chronique développée en arrière de son rétrécissement. Ce malade

étant encore au début de son traitement urétral, je me
contente de le signaler ici, ne pouvant pour l'instant
donner son observation complète.

A l'histoire, aussi succincte que possible, de mes
sept malades, j'ajouterai les renseignements suivants
qui les concernent tous. Aucun d'eux n'était ni tuberculeux ni syphilitique. Aucun d'eux n'a pris, à ma
connaissance, la moindre dose de traitement spécifique. Aucun d'eux enfin n'a présenté une altération
cliniquement appréciable des canaux déférents.

L'hydrocèle observée dans tous les cas que je viens
de rapporter est bien d'origine urétrale. La filiation
pathogénique de cet épanchement de la tunique vaginale me paraît facile à établir, en allant de la cause
vers l'effet : rétrécissement de l'urètre, stagnation de
l'urine en arrière de l'obstacle et inflammation de la
muqueuse urétro-prostatique, propagation latente de
cette urétrite à la queue de l'épididyme, enfin vaginalite chronique séreuse consécutive à l'épididymite.
C'est là un fait que la théorie rendait facilement
admissible et que signalent nos ouvrages classiques.
Il m'a semblé intéressant d'apporter, à l'appui de
cette rare complication des strictures urétrales, des
observations indiscutables. Chez tous mes malades,
l'hydrocèle a eu pour cause première et nécessaire le
rétrécissement de l'urètre. Cette relation de cause à
effet est renforcée, dans cinq cas, par l'influence qu'a
eue sur la guérison de l'hydropisie vaginale la guérison du rétrécissement. Il est même curieux de voir,
chez le malade mentionné dans l'observation V, le

rétrécissement amener deux fois l'épanchement de la
séreuse testiculaire et sa guérison déterminer deux
fois la disparition de l'hydrocèle. Chez les cinq malades guéris et de leur rétrécissement et de leur
hydrocèle, il a été permis de constater d'une part
l'intégrité du testicule, d'autre part l'engorgement de
la queue de l'épididyme. Cet engorgement, épididymite chronique sournoisement installée à l'insu du
malade, était bien le trait d'union qui rattachait à la
lésion urétrale l'inflammation chronique de la tunique
vaginale. Une chose singulière que j'ai observée chez
tous mes malades, c'est l'apparence normale du canal
déférent, par lequel pourtant l'altération de l'urètre
prostatique a dû gagner le fond des bourses; c'est là,
du reste, un phénomène assez commun dans l'orchite
blennorragique.

Il est important de souligner le rôle bien différent
que jouent le testicule et l'épididyme dans la pathogénie de la vaginalite, qui elle-même produit l'hydrocèle. « Le premier, dit excellemment M. Reclus, dans
l'article *Hydrocèle* du *Dictionnaire encyclopédique,*
isolé pour ainsi dire par sa carapace albuginée, ne
retentit que faiblement sur son feuillet viscéral; tandis
que le second, uni à la séreuse par d'abondants ré-
seaux lymphatiques, réagit immédiatement et énergiquement. » Et il termine les développements
étiologiques fournis à l'appui des idées du professeur
Panas par cette conclusion rapide : « L'hydrocèle est
une inflammation secondaire de la vaginale que provoque une inflammation primitive de l'épididyme. »

Quelques mots maintenant sur les caractères pré-

sentés chez mes malades par leur rétrécissement
d'abord, puis par leur hydrocèle.

Le *siège du rétrécissement* a été périnéo-bulbaire
dans tous les cas. Quant à son *origine,* elle a été plus
variable. Cinq fois il s'agissait de rétrécissements
blennorragiques (I, II, III, V, premier rétrécissement
opéré par Trélat, VII); deux fois nous avons noté un
rétrécissement traumatique (post-opératoire pour le
second rétrécissement de l'observation V, accidentel
dans l'observation VI). Enfin, le rétrécissement était
scléro-cicatriciel ou mixte, dans l'observation IV.
Toutes les variétés ont donc été observées ici. C'est
d'ailleurs, on le conçoit, beaucoup moins la nature de
la stricture que son étroitesse et sa localisation à une
partie plus profonde du canal qui est susceptible
d'amener l'altération de l'urètre prostatique. Car c'est
précisément là que l'orifice des canaux éjaculateurs
vient puiser les germes pathogènes qui, par les canaux
déférents, iront impressionner la queue de l'épididyme.
Pour en finir avec les caractères présentés dans mes
observations par le rétrécissement, je dirai que son
étroitesse permettait seulement chez trois malades
(I, III, VI) l'introduction des bougies n° 4, et que,
chez les quatre autres, l'on pouvait passer avec difficulté les n°s 6, 7, 8.

Si nous arrivons maintenant à l'hydrocèle, nous
voyons qu'elle a été unilatérale seulement une fois
(obs. II). Chez les six autres, l'épanchement était
double. Dans l'observation V, l'hydrocèle, apparue
deux fois, a été chaque fois bilatérale.

Au point de vue du *volume*, l'épanchement a toujours mesuré des dimensions moyennes, variant de la grosseur d'un œuf de poule à celle d'un citron. Quant à l'*épaisseur de la paroi vaginale*, elle devait être minime, puisque la poche était souple et sa transparence complète. La vaginalite était, en effet, de date peu ancienne, ayant suivi de quelques mois le début des accidents dus à la stricture urétrale. Ainsi s'explique la facile disparition de l'hydrocèle après la guérison du rétrécissement chez mes cinq premiers malades. Cette disparition a pourtant mis un certain temps à s'affirmer : six mois après l'urétrotomie interne dans les observations I et V; cinq mois après l'urétrotomie interne dans l'observation III; sept mois après le début de la dilatation dans l'observation IV. Enfin, dans l'observation II, l'épanchement avait diminué de moitié trois mois après le commencement de la dilatation.

Si mes observations établissent clairement l'influence des rétrécissements urétraux sur la production de l'hydrocèle vaginale, on est presque en droit de se demander comment il se fait que celle-ci ne soit pas plus fréquente, étant donné le nombre relativement considérable des urètres rétrécis. Et chez tous ces malades il existe pourtant, en arrière du rétrécissement, une altération de la muqueuse susceptible d'impressionner au loin la tunique vaginale.

On pourrait invoquer, pour expliquer la rareté relative de l'hydrocèle symptomatique du rétrécissement urétral, les particularités suivantes :

D'abord, cette hydrocèle a généralement un petit volume qui la rend peu gênante et peut la faire ignorer du malade ou passer inaperçue aux yeux d'un chirurgien non prévenu. De plus, l'urétrite rétro-stricturale peut être peu accentuée dans les cas de rétrécissements moyens; ceux-ci pourront alors n'avoir aucune influence sur l'épididyme et son enveloppe séreuse. D'ailleurs, même chez les sujets porteurs de rétrécissements très serrés, cette urétrite, étant ordinairement sourde et lente, d'une intensité en quelque sorte modérée, pourra ne pas suffire à influencer la séreuse testiculaire. Soit que l'épididyme n'ait qu'une très légère atteinte à laquelle la vaginale demeurera indifférente, soit que l'urétrite épuisera pour ainsi dire son action phlogogène sur le canal déférent ou bien encore végétera sur place sans retentir à distance. Ce qui souvent arrive, on le sait, chez nombre de malades atteints d'urétrite profonde et qui cependant ne présentent pas d'hydrocèle.

Si rationnelles que puissent paraître les explications précédentes, auxquelles on pourrait sans doute en ajouter quelque autre, elles ne sont en somme que des hypothèses. J'aime mieux, restant sur le terrain solide de la clinique, m'en tenir aux données autrement sûres fournies par l'étude attentive des faits.

De ces observations je crois pouvoir, en terminant, tirer quelques conclusions pratiques.

L'hydrocèle de la tunique vaginale peut avoir pour cause première un rétrécissement de l'urètre. Elle est alors peu volumineuse, bilatérale dans la plupart des cas (6 fois sur 7), et dure aussi longtemps que le rétrécissement dont elle est la conséquence.

Toutes les fois que chez un sujet porteur d'une

hydrocèle il existe un rétrécissement urétral, c'est à la cure de ce rétrécissement qu'on doit, tout d'abord, s'appliquer. Une fois rétablie la perméabilité du canal, l'épanchement de la vaginale tendra de lui-même à disparaître, s'il était symptomatique du rétrécissement et ne remontait pas à une date trop éloignée. Que si, au contraire, l'hydrocèle survit plus de six mois à la disparition du rétrécissement, on pourra conclure qu'elle était indépendante de celui-ci ou bien que la vaginalite était trop profondément invétérée pour disparaître par résolution. Alors, mais alors seulement, il y aura lieu de traiter l'hydrocèle par les moyens directs ordinairement employés.

VIII

Accidents variés d'origine prostatique Guérison ([1]).

L'histoire clinique que je vais rapporter est celle d'un malade, âgé de quarante-quatre ans, qui vint me consulter, au mois d'avril dernier, à la Policlinique, pour des troubles urinaires, au sujet desquels j'ai recueilli de lui les renseignements suivants :

Son père est mort à soixante-douze ans, usé, mais indemne d'accidents urinaires. Sa mère a succombé à la rupture d'un anévrysme, à l'âge de soixante-deux ans. Ses deux sœurs sont mortes également, l'une de suites de couches, l'autre de fièvre typhoïde.

Personnellement, il a toujours joui d'une santé parfaite jusqu'à l'âge de dix-neuf ans. A ce moment, sans autre cause appréciable que des excès alcooliques, il fut pris d'une impossibilité subite d'uriner. La rétention d'urine fut complète pendant vingt-quatre heures et ne céda qu'au cathétérisme. Celui-ci, pratiqué à l'aide d'une sonde en gomme élastique, ramena une abondante quantité d'urine teintée de sang. Les jours suivants, une sonde métallique fut introduite dans la vessie pour y rechercher la présence d'un calcul, mais elle ne fournit à cet égard que des renseignements négatifs. La miction fut depuis cette époque possible sans cathétérisme. L'urine n'en resta pas moins sanguinolente

([1]) *Ann. de la Policlin. de Bordeaux*, n° 10, juillet 1892.

pendant quelque temps. Même dans l'intervalle des mictions, un peu de sang sortait au méat et tachait la chemise, indice probable d'une déchirure urétrale produite par les manœuvres de cathétérisme. Au bout d'un mois et demi, tout était passé : canal intact, urines claires, miction normale. Depuis cette époque, nous relevons, comme seuls antécédents pathologiques chez notre malade, la variole contractée à vingt-trois ans et suivie d'accidents articulaires pris pour des rhumatismes. Puis plus rien à noter, si ce n'est des excès de tabac (2 francs par jour) qui furent toujours supportés sans aucun dommage.

En fait d'accidents vénériens, il n'a jamais rien eu. Marié, il a un fils, âgé de dix-huit ans, qui se porte à merveille.

Le début de l'affection qui me l'amène remonte au 25 janvier 1892. Selon son habitude, il avait beaucoup fumé, beaucoup bu et pas mal sacrifié à Vénus, en dehors du domicile conjugal qu'il désertait fréquemment, un peu pour les besoins de sa profession (représentant de commerce) et beaucoup aussi par grand amour de la liberté. Il s'aperçut de l'existence au méat d'un écoulement purulent et d'une légère cuisson urétrale pendant la miction. Faisant peu de cas de cette *petite irritation,* il continua sa vie mouvementée. Au bout de quatre ou cinq jours, brusquement, vers trois heures de l'après-midi, *entre deux bocks,* me dit-il, il est pris d'un impérieux besoin d'uriner. Malgré tous ses efforts, il ne peut le satisfaire. La rétention d'urine persistant et devenant de plus en plus intolérable, son médecin, appelé vers une heure du matin, essaie d'introduire une sonde n° 6. Après des tentatives réitérées, il finit par pénétrer dans la vessie, d'où il ramène environ deux verres à liqueur de sang noir, puis une abondante quantité d'urine rougeâtre. A partir de ce moment, le malade est sondé trois ou quatre fois par jour, pendant deux semaines, et la sonde employée, de plus en plus grosse, donne issue chaque fois à des urines limpides. Le salol est administré à l'intérieur. Une sonde n° 14 est introduite, pendant un mois, d'abord deux fois, puis une fois par jour. Sans le cathétérisme, en effet, il était impossible au malade de satisfaire le besoin d'uriner, qui se faisait sentir fré-quemment dans la journée, et environ toutes les heures pendant la nuit. En même temps que ces troubles de la miction, une orchite droite était apparue quelques jours après la rétention d'urine et les premières manœuvres de cathétérisme. Cette orchite, accompagnée d'une tension douloureuse et d'un gonflement progressif de toute la région inguinale correspondante, persista plus d'un mois et nécessita le séjour au lit. Une gêne crois-sante de la défécation nécessitait l'emploi quotidien d'un lavement ou d'un léger laxatif. L'orchite et la funiculite droites n'avaient pas encore disparu que le côté gauche se prenait à son tour, avec une intensité plus grande encore. Et alors d'augmenter les douleurs du cordon et la difficulté déjà grande d'aller à selle. Du ténesme rectal, l'issue par l'anus de matières glaireuses, striées de sang, indiquent l'existence d'une rectite contre laquelle sont employés des bains de siège, des applica-tions émollientes, d'ailleurs peu efficaces. La perte de l'appétit, l'insomnie résultant des douleurs irradiées un peu dans toutes les directions que provoque la moindre fatigue, etc., tout cela amène peu à peu de l'amaigris-sement et une faiblesse très grande qui détermine le malade à venir me consulter.

Pâle, les traits étirés, marchant très péniblement et le tronc infléchi sur les membres inférieurs, il paraît de dix années plus vieux que son âge. Après m'avoir fourni les renseignements précédents sur sa maladie, il se déshabille, se couche, mais ne peut s'étendre complètement. Les cuisses sont maintenues fléchies sur le bassin et je ne puis, sans provoquer de violentes douleurs, essayer d'en pratiquer l'extension. Le ventre est ballonné, ce que le malade explique par les difficultés qu'il éprouve d'aller à selle. Ces difficultés sont attribuées par lui à la gêne périnéale qu'il ressent à chaque passage des matières fécales et aux douleurs que provoque l'attitude accroupie de la défécation. Palpant alors l'abdomen, je n'y trouve aucun empâtement. Il est souple et seulement distendu par les gaz intestinaux. Au-dessus du pubis, la pression réveille une douleur légère qui s'exalte bientôt quand j'explore la région inguinale, surtout à gauche. Cette région est constituée par un cordon cylindrique, deux fois gros comme le volume du doigt et d'une dureté uniforme. Cette masse indurée, semblable à un gros boudin, commence inférieurement à l'épididyme, qui est très volumineux, remonte tout le long du cordon spermatique — qui semble avoir été injecté à la cire — et va, à travers le canal inguinal, se perdre à la face profonde de la paroi abdominale, vers la cavité du petit bassin. Il est impossible, au milieu de ce boyau plein, de distinguer les éléments du cordon. Ils semblent figés ensemble et ne plus former qu'un tout solidifié, de consistance égale en tous ses points. A droite, la tuméfaction est beaucoup moindre. Le canal déférent y est seul augmenté de volume et très induré. Mais il est mobile au milieu des organes qui l'entourent et sont libres autour de lui.

L'épididyme est, de ce côté aussi, gros et induré. Mais, nous dit le malade, les mêmes lésions qui existent aujourd'hui du côté gauche ont précédemment existé à droite, où elles ont peu à peu rétrocédé.

Par le toucher rectal, je découvre une prostate volumineuse, mais non bosselée. Elle a la forme d'une plaque épaisse recouvrant et dépassant la glande dont elle masque les contours, plaque immobile et comme fixée aux parois pelviennes; elle est extrêmement dure dans toute son étendue. Si mon doigt ne découvre à sa surface aucun point ramolli, il perçoit nettement de petits battements artériels donnant une sensation analogue à celle du phlegmon péri-utérin. Par sa partie supérieure, la glande se continue, à gauche, avec une masse dure qui paraît être la terminaison pelvienne du boudin inguino-scrotal signalé plus haut.

Les urines, dont le malade nous apporte un échantillon, sont troubles et teintées de sang. En examinant l'extrémité de la verge, je vois, entre les lèvres un peu tuméfiées du méat, une goutte séro-purulente trahissant l'existence d'une urétrite. Le canal est lavé avec la solution boriquée chaude à 4 °/₀, puis exploré méthodiquement avec une bougie à boule n° 14. L'explorateur passe librement jusqu'à la portion membraneuse. Là, un spasme l'arrête un instant, mais se laisse bientôt franchir et permet d'arriver à la portion prostatique de l'urètre, où mon instrument se trouve un peu serré, puis, sans difficulté, dans la vessie qui est libre. Je retire la bougie à boule dont le talon est un peu souillé de sang et de pus. J'introduis alors une sonde, à bout rond n° 14, qui extrait des urines légèrement sanguinolentes au début, puis absolument claires.

Frappé par le dépérissement considérable du malade,

par l'induration presque ligneuse constatée au niveau
de la prostate et du cordon et par les douleurs qui
existent au périnée, dans les cuisses, au bas-ventre, etc.,
je suis immédiatement hanté par l'idée d'une tumeur
maligne. Je songe, malgré moi, à la carcinose prostato-
pelvienne diffuse et je porte un pronostic très grave. Je
conseille au malade le repos au lit, des cataplasmes
hypogastriques, des capsules de térébenthine, un lavement matin et soir, avec de l'eau très chaude contenant
15 gouttes de laudanum, enfin une alimentation fortement réparatrice et un verre à liqueur, après chaque
repas, de l'élixir suivant :

Arséniate de soude............	10 centigrammes.
Teinture de noix vomique......	1 gramme.
Citrate de fer................	10 —
Élixir de Garus..............	500 —

Les cathétérismes seront en outre absolument supprimés.

Le jour même, je rencontre le médecin du malade à
qui je communique la pénible impression sous laquelle
m'a laissé l'examen de son client. Mon confrère — l'un
des plus instruits et des plus aimables que je connaisse
— me dit que j'ai peut-être raison, mais que, pour lui,
il a toujours mis les accidents actuels sur le compte
d'une inflammation simple dont il espérait obtenir, avec
le temps, la résolution.

Le 15 avril, huit jours après sa première visite, je
revois le malade. Il est considérablement amélioré : il a
meilleure mine, est moins maigre, marche mieux,
souffre beaucoup moins. La région inguinale est moins
dure, comme si la substance qui cimentait primitivement les divers éléments du cordon avait commencé à

se ramollir. Enfin, la prostate, explorée par le toucher rectal, paraît moins saillante, plus souple, à peu près insensible. Le ténesme rectal a disparu ; la défécation se fait maintenant sans douleur, les selles ne sont plus ni sanglantes ni glaireuses.

Plus de doute évidemment. Mon confrère avait bien jugé. Je devais rejeter le diagnostic de tumeur maligne auquel m'avait invité un premier examen et attribuer la filiation suivante aux accidents présentés par le malade :

Congestion de la prostate (blennorragie, alcool, tabac); rétention d'urine; cathétérisme ayant amené — ce qui est à peu près inévitable en pareil cas avec des sondes fines — une déchirure de la muqueuse prostatique; prostatite (blennorragie, traumatisme chirurgical) et périprostatite; propagation de l'inflammation au canal déférent et, par celui-ci, à l'épididyme et au tissu cellulaire du cordon spermatique (déférentite, épididymite, funiculite phlegmoneuse); troubles de la défétion dus à la compression du rectum par la tuméfaction prostatique d'abord, puis à la propagation inflammatoire au rectum (rectite glaireuse); enfin douleurs irradiées au tronc, au périnée et aux membres inférieurs sous l'influence des compressions nerveuses exercées au voisinage des parties malades (prostate, cordon) pendant la marche, la défécation, l'extension de la cuisse, la pression exercée au niveau de l'aine.

Le 13 juin, il n'existe plus d'induration au niveau du pli inguinal. Le canal déférent est mobile, petit, indolent, à gauche comme à droite; seul un petit noyau persiste à la queue de chaque épididyme, encore un peu sensible. La prostate a son volume et sa consistance normaux. Le doigt introduit dans le rectum peut im-

primer à la glande des mouvements qui indiquent la
disparition des adhérences inflammatoires qui la fixaient
primitivement aux parties voisines. L'urine est limpide,
la miction a lieu quatre ou cinq fois le jour et une ou
deux fois par nuit.

Le 5 juillet, tout est rentré dans l'ordre. Le malade
se porte très bien et n'éprouve plus la moindre gêne.
Une bougie n° 19, facilement introduite dans la vessie,
indique que, du côté de l'urètre, toute gêne prostatique
a disparu. Restent seulement une goutte matinale au
méat et, dans l'urine, des filaments révélateurs d'une
urétrite chronique. Les instillations argentiques en
auront raison quand le malade, qui a repris insouciant
sa vie joyeuse d'autrefois, voudra bien se soumettre à ce
traitement. Je note, avant de l'abandonner, des varices
légères du membre inférieur, de la paroi abdominale,
du cordon gauche et de l'extrémité inférieure du
rectum.

Telle est l'observation de mon malade. J'ai tenu à
la reproduire intégralement avec mon erreur de diagnostic. Tous les accidents présentés ont bien pour
point de départ la prostate, qu'il s'agisse de ceux pour
lesquels j'ai été consulté ou de la rétention survenue
à l'âge de dix-neuf ans.

Celle-ci, consécutive à des excès de boisson, avait
rapidement cédé au cathétérisme.

La rétention survenue dans ces derniers temps
pouvait être mise sur le compte des mêmes causes,
mais elle devait en incriminer une nouvelle, bien plus
efficace encore, la blennorragie. Alcool seul dans un
cas, alcool et blennorragie dans l'autre ont déterminé

la *congestion prostatique*, agent mécanique de la
rétention d'urine. Cette congestion passée, tout est
rentré dans l'ordre lors de la première atteinte. Au
contraire, la rétention survenue au mois de janvier
dernier n'a pas constitué la seule maladie. La blennorragie, aidée sans doute par les manœuvres de cathétérisme qui ont dû produire quelques déchirures de la
muqueuse prostatique, a fait succéder à la congestion
simple du début une inflammation intra et péri-
prostatique. Inutile de revenir sur la pathogénie des
complications survenues ensuite au cordon, à l'épididyme, au rectum. La prostatite et la périprostatite
sont restées à l'état d'infiltration plastique, caracté-
risée par une induration uniforme, pareille à celle
qui traduisait la funiculite. Nulle part, ni du côté de
la prostate, ni du côté du cordon, nous n'avons trouvé
d'indices de ramollissement, ce qui explique la facile
et rapide guérison par résolution, la *restitutio ad
integrum* des parties malades.

Je veux noter ici deux points importants. C'est
d'abord le retentissement si profond produit sur l'état
général par les accidents locaux, à tel point que j'ai
pu croire, à première vue, à l'existence d'un cancer
de la prostate. Ce diagnostic semblait encore plus
admissible, étant donnés la fixité de l'organe, sa
dureté ligneuse, l'envahissement du cordon, les douleurs très vives accusées par le malade. Erreur que
devait dissiper un second examen et qu'avait su éviter
le confrère appelé dès le début de la maladie. J'aurais
pu m'y soustraire moi-même, en tenant compte, entre
autres considérations, de ce fait, rapporté par le

patient, que le cordon droit, primitivement atteint comme l'était actuellement celui de gauche, avait peu à peu recouvré son aspect normal. Ce qui indiquait nettement un état inflammatoire et excluait la possibilité d'un néoplasme.

Je tiens, en second lieu, à relever la propagation de l'inflammation prostatique au canal déférent, à l'épididyme, au tissu cellulaire du cordon. La funiculite phlegmoneuse double, affection d'ailleurs peu commune, avait acquis ici un grand développement et s'accompagnait de très vives douleurs. Ce phlegmon, comme celui de la prostate, a guéri complètement et assez vite à mesure que guérissait, après la suppression de la sonde et sous l'influence des lavements chauds, la lésion prostatique originelle.

Il paraît assez difficile d'expliquer la fâcheuse prédisposition de ce sujet aux accidents prostatiques qu'il a traversés par deux fois, à vingt-cinq ans d'intervalle. L'on pourrait pourtant invoquer ici la présence probable, au niveau de la prostate, de dilatations veineuses analogues à celles constatées en assez grand nombre chez notre malade.

L'on comprendrait ainsi la facilité avec laquelle a pu se produire, à dix-neuf ans, la congestion de la prostate sous la seule influence des excès alcooliques et, à quarante-quatre ans, la congestion produite à la fois par l'alcool et par cette autre cause si puissante, la blennorragie. L'étiologie différente de l'affection dans l'un et l'autre cas rend bien compte des particularités cliniques relatives à chacun d'èux. La congestion survenue dans l'adolescence, sous l'unique influence des écarts de boisson, a donné lieu à une rétention d'urine momentanée, qui a constitué toute la maladie et cédé au seul cathétérisme. Plus tard, la congestion, due sans doute à la fois à l'alcool et à la blennorragie, avait une intensité beaucoup plus grande. L'on comprend dès lors que la blennorragie, ajoutant son action virulente à l'influence traumatique des cathétérismes répétés, ait déterminé, une fois passée la rétention d'urine, les complications phlegmasiques dont j'ai déjà parlé et auxquelles convenait avant tout, comme traitement, l'abstinence du cathétérisme.

Quoi qu'il en soit du mécanisme des accidents constatés, la *congestion seule* — ce facteur si fréquemment en jeu dans la pathologie urinaire — ou la *congestion suivie de l'inflammation* avaient pour siège initial l'organe autour duquel j'ai voulu pour cela grouper — dans le titre de cette observation — tous les troubles présentés par mon malade : la prostate.

IX

Rétrécissement de l'urètre — Urétrotomie interne Guérison ([1]).

Si les cas un peu extraordinaires sont intéressants à publier, les faits de pratique courante ne sont pas moins dignes d'être rapportés. Leur évolution symptcmatique, les indications thérapeutiques qui en découlent, enfin leur terminaison favorable sous l'influence d'un traitement rationnel, tout cela, pour être de la clinique journalière et pour ainsi dire vulgaire, ne saurait rester indifférent au praticien. A ce titre, nous avons cru devoir mentionner l'observation que voici. Elle a trait à un rétrécissement urétral rebelle à la dilatation progressive et guéri par l'urétrotomie interne.

L..., quarante-un ans, employé de commerce, nous est adressé, le 4 avril dernier, par un confrère de la ville, pour des troubles de la miction dont le point de départ remonte à une date déjà ancienne.

A vingt-un ans, il a eu sa première blennorragie qui, traitée à coups d'injections et de copahu, a duré dix mois. Au bout d'un an, nouvelle chaudepisse, mais plus légère, qui disparut peu à peu en moitié moins de temps. Persista-t-il, à partir de ce moment, une goutte

([1]) *Annales de la Policlinique de Bordeaux*, n° 10, juillet 1892.

matinale, un trouble quelconque dans l'urine? Le
malade n'y a pas pris garde. Tout ce qu'il se rappelle,
c'est qu'il n'a jamais pissé de sang et que, depuis dix
ans environ, ont débuté les accidents qui ont augmenté
sans cesse par la suite, et qu'il attribue à l'existence
d'un rétrécissement urétral. Son jet est de plus en plus
fin, tortueux, retombe presque sur les pieds; la miction
est très longue à effectuer. Il fait, dit-il, le désespoir de
ceux qui, derrière lui, attendent leur tour dans un
urinoir public. Une fois satisfait le besoin d'uriner et
la verge réintégrée dans le pantalon, il sent que quelques gouttes s'écoulent encore et mouillent la chemise.
Entre-temps, il arrive que l'urine s'échappe *involontairement* de la vessie avant que le malade, pris d'un
pressant besoin, ait pu se mettre en mesure de le
satisfaire. L'*éjaculation est assez facile* et ne présente
rien qui rappelle les difficultés inhérentes à la miction;
celle-ci, pratiquée devant nous, a lieu petit à petit,
goutte à goutte. L'urine recueillie dans le verre est
légèrement troublée par des filaments blanchâtres qui
flottent dans la masse liquide.

Après un lavage urétral à la solution de lysol (1 %),
j'explore le canal. La plus petite bougie à boule est
arrêtée à huit centimètres du méat par un rétrécissement
très serré. Je retire l'instrument pour recourir aux plus
petites bougies cylindro-coniques. Après pas mal de
tâtonnements, je peux introduire la bougie n° 5. Pour
y arriver, j'ai dû recourir au petit stratagème qui
consiste à faire pénétrer dans l'urètre antérieur un
faisceau de bougies filiformes droites et à exercer sur
chacune d'elles successivement des mouvements de pro-
pulsion. Un autre stratagème que j'emploie plus volon-
tiers (mais inapplicable chez mon malade qui avait

préalablement vidé sa vessie) est le suivant : On fait
uriner le sujet et, pendant la miction, on introduit une
petite bougie dans le canal. Celle-ci pénètre d'ordinaire
aisément par la voie que lui ouvre la sortie du liquide
urinaire.

Le 8 avril. — Le malade raconte qu'il n'a plus éprouvé
pendant la journée la légère incontinence d'urine ressentie précédemment. Cet écoulement involontaire ne
s'est produit que la nuit, une seule fois, il y a deux
jours. La bougie n° 7 est passée sans trop de peine. Le
cathétérisme a lieu deux fois par semaine régulièrement, en suivant l'ordre numéroté de la filière Charrière.

Le 29. — Le n° 10 est introduit, mais difficilement,
et ne peut être enfoncé jusqu'au bout. Cette gêne est
ressentie à presque toutes les séances suivantes. Pendant
le *mois de mai* et les *trois premières semaines de juin,* les
progrès du cathétérisme restent nuls. C'est toujours le
n° 10 qui passe, mais qui passe incomplètement.

Le 20 juin. — Devant l'échec complet de la dilatation
progressive, je propose l'urétrotomie interne au malade
qui l'accepte. Comme traitement préparatoire, le salol
était administré depuis quinze jours déjà, à la dose
quotidienne de 2 grammes, et serait continué jusqu'au
jour de l'opération, fixée au 24 juin. L'avant-veille, une
purgation serait prise et, la veille, un grand bain
savonneux, ainsi que 1 gramme du classique sulfate de
quinine.

Le 24. — *Urétrotomie interne.* La verge, le méat, les
bourses, le pubis, le périnée, la racine des cuisses sont
lavés au savon, puis à la liqueur de Van Swieten. Des
compresses imbibées de la solution bichlorurée à 1 °/₀₀
recouvrent ensuite toutes les parties circonscrivant le

champ opératoire et laissent émerger la verge seule.
Le canal est lavé à la solution tiède de nitrate d'argent
à 2 %ₒₒ puis traversé par une fine bougie de Maisonneuve. A son extrémité libre, je visse la tige de l'urétrotome, puis je pousse doucement dans la rainure
métallique la lame n° 18 avec laquelle j'incise, en allant
et en venant, la paroi supérieure de l'urètre, au niveau
rétréci. La lame retirée, après avoir provoqué une vive
mais très passagère douleur, je remplace la tige cannelée par le postillon que je fixe, à son tour, au bout de
la bougie conductrice. Le postillon, à la suite de la
bougie, parcourt le canal, arrive à la vessie et guide la
sonde à bout coupé que je glisse autour de lui. Cette
sonde calibre le n° 16 de la filière et présente deux yeux
latéraux à son extrémité vésicale. Elle me permet, une
fois en place et une fois retirés le postillon et la bougie
conductrice, de faire une injection dans la vessie avec
une solution chaude de nitrate d'argent à 2 %ₒₒ. Cette
injection est pratiquée avec un vulgaire *siphon laveur,*
tenu à un mètre au-dessus de la table à opération, et
dont le tube de caoutchouc se termine par une canule
effilée, en verre, qui s'adapte aisément à la sonde
urétrale. La seule pression du liquide, injecté ainsi à
petites doses, est plus douce pour la vessie que celle
toujours plus violente de la seringue ordinaire. Puis, je
fixe à demeure, à l'aide de la muselière, la sonde dont
l'extrémité est maintenue béante dans un urinal phéniqué placé entre les cuisses du malade. Celui-ci est alité
dans une des chambres destinées aux opérés de la
Policlinique et soumis au régime du bouillon et du lait.
Une injection vésicale à l'eau boriquée chaude (à 40 %ₒₒ)
est faite deux fois par jour avec le siphon laveur. La
sonde est retirée au bout de trente-six heures et l'opéré,

dont la température n'a pas dépassé 37°, demandait à rentrer en voiture chez lui.

Le 4 juillet. — Le malade vient me revoir. Il me dit avoir présenté, pendant quatre jours après l'opération, une urine sanguinolente et accuse actuellement un suintement urétral purulent que trahissent des taches jaunâtres sur sa chemise. Les bougies 17 et 18, après la miction et le lavage urétral au lysol (1 °/₀), passent sans difficulté et ne provoquent ni douleur ni écoulement de sang.

Le 8. — Les bougies 18, 19 et 20 sont introduites aisément.

L'urine contenant toujours de gros filaments, je prescris du salol et des capsules de térébenthine.

Le 11. — Les Béniqué 40, 41 et 42 sont passés, mais déterminent l'apparition, au méat, d'une goutte sanglante.

Le 15. — L'urine est normale. Plus de filaments, limpidité parfaite. Les Béniqué 42, 43, 44 traversent le canal sans aucun incident et terminent la cure chirurgicale de mon opéré que je congédie en lui faisant par écrit les *recommandations suivantes :* Il devra se sonder avec la bougie n° 20, qu'il laissera dix minutes en place, d'abord une fois tous les huit jours pendant deux mois; puis tous les quinze jours pendant deux autres mois; enfin, tout le reste de sa vie, une fois par mois. Avant chaque cathétérisme, le malade urinera pour nettoyer ainsi son canal, et la bougie devra être soigneusement trempée dans une solution d'acide borique à 40 °/₀₀, puis enduite de vaseline boriquée. En sortant de l'urètre, elle sera lavée dans la même solution antiseptique, essuyée et tenue dans un linge toujours propre, à l'abri de la poussière et de l'air.

Le fait act iel a pour unique but de montrer, après
tant et tant d'autres, la simplicité, l'innocuité, l'efficacité de l'urétrotomie interne appliquée aux rétrécissements blennorragiques anciens que n'a pu guérir la
dilatation progressive.

Sans vouloir relever ici les points principaux de
cette histoire clinique, points déjà soulignés dans le
cours de l'observation, je veux dire deux mots de
l'opération elle-même.

La section fut pratiquée de la manière recommandée
par M. Guyon, après antisepsie préalable des voies
urinaires supérieures par le salol, du canal par le
nitrate d'argent, du champ opératoire et des instruments par le sublimé. Au lieu du séjour ordinaire de
quarante-huit heures, j'ai laissé la sonde à demeure
seulement trente-six heures, devant le désir formulé
par le malade de revenir à ce moment chez lui. Aucun
incident n'est advenu par la suite, qui pût me faire
regretter cette ablation un peu hâtive de la sonde. Je
suis même persuadé qu'avec l'antisepsie anté-opéra-
toire des voies urinaires, la sonde à demeure devient,
chez certains urétrotomisés, absolument inutile. Ces
cas sont ceux visés par M. Horteloup, au dernier
Congrès de Chirurgie (¹), et dans lesquels l'urine des
futurs opérés est aseptique. C'est là, en effet, une
condition responsable, bien plus que le sulfate de
quinine ou la sonde à demeure, des résultats opératoires les plus brillants fournis par l'urétrotomie

---

(¹) Horteloup. De la sonde à demeure après l'urétrotomie. (Congrès
f ançais de Chirurgie, 1892.)

interne. Pour s'assurer de la qualité septique ou
aseptique des urines, une analyse préalable est nécessaire : c'est la recherche des microorganismes urinaires. Malheureusement cette recherche n'est pas
pratiquement à la portée de tous. Pour les cas les
plus nombreux où l'on ne peut y recourir, il est
jusqu'à ce jour admis que par prudence l'on devra,
dans le doute, recourir à la sonde. L'avenir nous dira
s'il n'est pas possible, en s'en tenant aux seules
données de la clinique et de l'examen macroscopique
des urines, d'établir la distinction capitale basée exclusivement par M. Horteloup sur l'épreuve microbiolo-
gique, positive ou négative, du liquide urinaire.

X

Traitement des cystites blennorragiques par les instillations de sublimé (¹).

Le traitement local des cystites par le sublimé a fait l'objet d'une intéressante clinique du professeur Guyon, publiée dans le premier numéro des *Annales génito-urinaires* pour l'année 1892. Moi-même, j'ai expérimenté ce médicament dans plusieurs cas de cystite chronique qui ont servi de base à un travail présenté quelques mois plus tard à la Société de Médecine et de Chirurgie de Bordeaux (²). Confirmant les recherches de M. Guyon, je concluais que le sublimé n'était bien toléré par la vessie qu'à la condition d'être employé en solution non alcoolisée et sous forme d'*instillations*. Depuis cette époque, j'ai eu de nouveau recours à cet agent thérapeutique. C'est le résultat de mes dernières recherches que je tiens à signaler ici. Au lieu de donner l'histoire détaillée des six malades *atteints de cystite blennorragique* que j'ai traités par les instillations de sublimé, je veux seulement indiquer les points essentiels de leur observation. Mais, au préalable, il me faut dire de quelle façon a été employée, chez tous, la liqueur mercurielle.

(¹) *Annales de la Policlinique*, n° 10, juillet 1892.
(²) E. Loumeau. — *Bulletins et Mémoires de la Société de Médecine et de Chirurgie de Bordeaux*, 11 mars 1892. — Voir plus haut, p. 36.

J'ai eu recours, ainsi que le recommande M. Guyon, à une solution de sublimé dans de l'eau distillée bouillie, sans addition d'alcool. Le titre de la solution a varié de $\frac{1}{1000}$ à $\frac{1}{3000}$. L'instillation a été faite avec l'instillateur perforé, quand la boule de celui-ci n'a pas été arrêtée par un spasme urétral. Dans les autres cas, je me suis servi d'une petite sonde cylindro-conique en gomme élastique. Peu importerait d'ailleurs l'instrument employé, s'il n'était nécessaire de savoir d'une manière précise le point exact où doit être déposé le sublimé : celui-ci étant insupportable à la muqueuse urétrale et seulement toléré par la muqueuse de la vessie. Enfin sur mes 6 malades, 2 présentaient une cystite aiguë, 4 étaient affectés de cystite chronique. Chez les premiers, j'ai instillé le sublimé dans la seule vessie, craignant qu'en la pratiquant dans l'urètre postérieur, en arrière de la portion membraneuse, comme le conseille M. Guyon, il ne se fît vers l'urètre antérieur un reflux très irritant pour l'avant-canal. Je me suis bien trouvé de cette précaution, recommandée par M. Collin, élève de M. Guyon, mais je ne l'ai utilisée que pour les cas aigus, à congestion par conséquent plus active. Au contraire, dans les 4 cas de cystite chronique, j'ai suivi fidèlement la pratique du maître de Necker, et j'ai donné mon instillation à la fois dans la vessie et dans l'arrière-canal.

La quantité de gouttes instillées a varié dans nos deux catégories de malades. Dans la cystite aiguë, j'ai employé vingt gouttes par séance. Dans les cas chroniques, j'ai instillé de trente à quarante gouttes, suivant la susceptibilité du sujet ou l'ancienneté de l'affection.

Dans mes six observations, j'ai noté soigneusement la capacité vésicale au début, dans le cours et à la fin de mon traitement. Il est, en effet, intéressant de mesurer avec des chiffres le degré de tolérance d'une vessie enflammée. Très peu tolérante, réagissant contre la moindre quantité de liquide lorsqu'elle est atteinte de cystite, elle devient de plus en plus patiente et comme plus hospitalière, elle admet une quantité croissante de liquide à mesure que disparait l'inflammation. Tant il est vrai que la sensibilité de la vessie est, avant tout, une *sensibilité à la distension*. Sensibilité obtuse à l'état normal, d'autant plus vive, au contraire, que la muqueuse vésicale est plus enflammée.

J'ai encore noté le nombre de mictions effectuées par vingt-quatre heures, avant et après la guérison. Ce chiffre est d'autant plus faible que celui de la capacité vésicale est plus élevé et inversement.

Tous mes malades ont vite guéri : on pourra s'en convaincre par l'exposé sommaire de leurs observations.

OBSERVATIONS.

A. *Cystites blennorragiques chroniques.*

Obs. I. — D..., typographe, quarante-cinq ans. Cystite datant de huit ans. Trente-cinq mictions par vingt-quatre heures. Capacité vésicale, 50 grammes. Douleurs très violentes, urines troubles, souvent sanguinolentes;

Début du traitement le 15 mars 1892, deux instillations par semaine avec quarante gouttes de la solution à $\frac{1}{3000}$. Réaction très vive après la première séance, je n'emploie, par la suite, que trente gouttes chaque fois. Après deux mois de traitement (16 instillations), la guérison est complète : huit mictions par vingt-quatre heures, capacité vésicale 160 grammes, douleurs nulles, urines claires.

Obs. II. — R..., négociant, trente-huit ans. Cystite datant de cinq ans. Trente à trente-cinq mictions par vingt-quatre heures. Urines purulentes, striées parfois de sang, douleurs vives, capacité vésicale 60 grammes. Instillation avec la solution à $\frac{1}{1000}$, à raison de deux par semaine et de trente-cinq gouttes chaque fois. Réaction peu vive. Au bout de treize instillations, la guérison est absolue : urines limpides, capacité vésicale 175 gr., plus de douleurs, six mictions par vingt-quatre heures.

Obs. III. — M..., marin, quarante-deux ans. Cystite datant de dix-huit mois. Urines troubles, miction douloureuse, vingt fois par vingt-quatre heures. Capacité vésicale, 75 grammes. Instillation de vingt-cinq gouttes de la solution à $\frac{1}{1000}$, deux fois par semaine. Tolérance parfaite. Après neuf instillations, la guérison est obtenue : ni douleur, ni pus, six mictions par vingt-quatre heures, capacité vésicale 200 grammes.

Obs. IV. — J..., étudiant en droit, vingt-deux ans. Cystite datant d'un an, extrêmement douloureuse. Urines purulentes, striées de sang une ou deux fois par semaine. Miction trente fois par vingt-quatre heures. Traité sans succès par les instillations de nitrate d'ar-

gent, le malade réclame une médication plus active.
Début par trente gouttes de la solution à $\frac{1}{5000}$. Réaction
extrêmement vive : hématurie, douleurs atroces. Instillations ultérieures avec trente gouttes de la solution
à $\frac{1}{10000}$. Après dix instillations, la guérison est parfaite :
miction indolente six à huit fois par vingt-quatre heures,
urines claires, capacité vésicale 170 grammes.

B. *Cystites blennorragiques aiguës.*

Obs. V. — S..., employé de commerce, vingt-trois ans.
Cystite datant de quinze jours ; vingt à vingt-cinq mictions par vingt-quatre heures ; capacité vésicale 45 gr. ;
urines troubles, de temps en temps sanguinolentes.
Après six instillations avec vingt gouttes de la solution
à $\frac{1}{1000}$, il n'y a plus ni douleur ni pus. La miction a
lieu quatre fois par jour et une fois la nuit ; la capacité
vésicale se mesure à 160 grammes.

Obs. VI. — L..., négociant, trente-deux ans. Cystite
datant d'un mois : urines troubles, douloureuses non
sanguinolentes ; capacité vésicale 50 grammes. Huit
instillations de la solution à $\frac{1}{1000}$, à raison de vingt
gouttes par séances, amènent la guérison : capacité
vésicale 180 grammes, six à huit mictions par vingt-
quatre heures, urines limpides, plus de douleurs.

Le sublimé, que j'ai voulu employer exclusivement
dans ces six cas de cystite blennorragique, tant aigus
que chroniques, m'a donné des guérisons constantes
et rapides. J'ai tenu à enregistrer ce résultat à l'actif

de la méthode et je le rapporte ici, sans plus amples commentaires. S'il a l'inconvénient de provoquer, en solution un peu concentrée, des douleurs très vives, le sublimé présente, en revanche, deux notables avantages : il est plus actif et aussi moins salissant que le nitrate d'argent, dont les traces noires causent tant d'ennuis en chirurgie urinaire.

XI

Rétrécissement de l'urètre chez la femme ([1]).

Les rétrécissements de l'urètre, si communs chez l'homme, sont chez la femme d'une extrême rareté. Parlant de ces derniers, Civiale disait : « Dans ma » longue pratique, je n'en ai rencontré que deux ou » trois exemples à la suite d'accouchements labo- » rieux. » De nos jours, la plupart des traités de chirurgie passent sous silence les strictures urétrales de la femme, ayant en vue exclusivement celles du canal masculin. A tel point que dire *rétrécissement de l'urètre* signifie couramment *rétrécissement de l'urètre chez l'homme*. Ayant eu récemment l'occasion d'observer un cas de rétrécissement chez une femme, nous avons cru devoir le mentionner ici avec les réflexions qu'il nous a suggérées et dont nous ferons suivre cette observation. Au préalable, on nous permettra de rappeler en quelques mots les notions acquises sur ce petit côté de la chirurgie urinaire.

Les rétrécissements de l'urètre féminin, bien étudiés par Fissiaux dans sa thèse ([2]) et par Desnos et Kirmisson dans leur article du *Dictionnaire encyclopédique*, peuvent être divisés, au point de vue de leur *étiologie*, en deux grandes catégories. Ils sont *congé-*

([1]) *Annales de la Policlinique de Bordeaux,* nº 11, octobre 1892.
([2]) Fissiaux. *Des rétrécissements chez la femme.* Th. Paris, 1879.

nitaux, ce qui est exceptionnel, ou *acquis,* ce qui est
le cas le plus ordinaire.

Les rétrécissements *acquis* sont blennorragiques ou
cicatriciels. Les rétrécissements *blennorragiques* ne
s'observent presque jamais chez la femme. Les explications fournies à l'appui de cette rareté sont multiples, mais d'inégale valeur. Deux nous paraissent
mériter une mention spéciale. C'est d'abord l'opinion
de Thompson. Pour ce chirurgien, la brièveté du canal
chez la femme lui permet d'échapper aux causes pro-
ductrices des rétrécissements. De cette opinion se
rapproche celle de Blum, à coup sûr la plus plausible :
c'est que l'urétrite blennorragique dure peu dans le
beau sexe. Or, les rétrécissements blennorragiques
sont toujours consécutifs·aux urétrites chroniques.
Les rétrécissements *cicatriciels* succèdent tantôt à une
ulcération (chancre, plaque muqueuse végétante, cautérisation accidentelle ou thérapeutique, etc.), tantôt à
un *traumatisme.* L'action du traumatisme peut, on le
conçoit, être des plus variables; mais, d'habitude, elle
s'exerce pendant l'accouchement. Son mécanisme est
identique à celui qui préside à la genèse des fistules
vésico-vaginales, avec lesquelles les rétrécissements
urétraux de la femme coïncident fréquemment.

Bien que pouvant *siéger* en tous les points du canal,
le rétrécissement affecte, suivant son origine, des
lieux d'élection variés. Le rétrécissement blennorragique se voit de préférence près du méat, ce qu'explique, dit Fissiaux, la facile propagation du virus, en
raison surtout de son étroitesse naturelle. Les rétrécissements traumatiques occupent principalement les

parties moyenne et postérieure du canal, parties sur lesquelles agit la tête fœtale, dans sa lente progression d'arrière en avant. Les rétrécissements produits par une ulcération quelconque frappent naturellement les points très divers que peut affecter la lésion originelle. Quel que soit son siège, la sténose se présente sous des *formes* diverses : anneau plus ou moins complet, bride, valvule, voire même, au rapport de B. Brodie, épaississement de tout le canal.

Les *symptômes* du rétrécissement urétral sont chez la femme assez lents à apparaître, et cela en raison de la facile dilatabilité du canal. C'est d'abord un peu de difficulté, plus tard la sensation d'un obstacle réel que traduisent la minceur croissante du jet, la durée de plus en plus longue de la miction, des douleurs au bas-ventre, aux aines, dans les lombes. La cystite, succédant enfin aux évacuations incomplètes de la vessie, peut survenir, ici comme chez l'homme, ainsi que l'incontinence par regorgement signalée par Carle. A ces troubles fonctionnels s'ajoutent des signes physiques faciles à constater. Le cathétérisme est plus ou moins pénible, quelquefois impossible, même avec les plus petites sondes, qui se coudent en arrivant sur le point rétréci. Le toucher vaginal permet dans certains cas d'apprécier l'épaississement urétral qui constitue le rétrécissement. La vue même peut ajouter aux données du toucher des renseignements utiles quand la stricture siège au méat ou dans la portion toute antérieure du canal.

La *marche* de l'affection est progressive. C'est d'ordinaire quand la malade arrive à l'impossibilité

presque absolue d'uriner qu'elle se décide à consulter.
A ce moment, des *complications* ont généralement
surgi pour lesquelles une intervention s'impose : rétention complète, incontinence, etc. S'il n'existe pas
de fait authentique de rupture intra-péritonéale de la
vessie, l'on a signalé des fistules vésico-vaginales que
Fissiaux attribue à des abcès de la paroi.

Le *diagnostic* est facile ordinairement. L'ancienneté
des symptômes, l'examen de la vulve, le cathétérisme
permettent d'exclure l'idée d'un gonflement inflammatoire des parois urétrales. De même, le spasme de
l'urètre offre une soudaineté d'apparition qui contraste avec l'hypothèse d'un obstacle permanent. Il
n'existe de difficulté réelle que dans certains cas de
polypes ou de tumeurs produisant des rétrécissements.
Alors un interrogatoire minutieux, une exploration
méthodique et au besoin réitérée, permettront de rattacher les troubles observés à leur véritable cause.

Le professeur Verneuil a encore signalé une autre
cause d'erreur que nous voulons seulement indiquer :
la déviation de l'urètre qui simule une oblitération
dans les cas de fistule vésico-vaginale.

Pour le *traitement,* il consiste à peu près dans les
mêmes moyens que ceux utilisés contre les rétrécissements urétraux de l'homme : cautérisation, incision,
électrolyse, dilatation ont été tour à tour employées
avec des succès divers, mais jamais assez souvent pour
que sur le petit nombre de cas traités l'on puisse
édifier des règles générales de thérapeutique. La conduite à tenir variant d'ailleurs suivant tel ou tel cas
particulier, il nous semble plus clinique d'envisager

uniquement ici l'indication présentée par la malade qui a inspiré cet article. A propos du traitement employé chez elle, nous rappellerons brièvement les opinions des quelques auteurs qui se sont occupés de la question thérapeutique.

Rapportons d'abord l'observation.

OBSERVATION.

Rétrécissement infranchissable de l'urètre chez une femme Urétrotomie interne — Guérison.

Mme Vve R..., cinquante-deux ans, blanchisseuse, vint il y a deux mois nous consulter à la Policlinique pour des troubles urinaires sur lesquels nous est fourni l'historique suivant :

D'une très bonne santé habituelle, cette femme a de tout temps éprouvé un peu de difficulté ou plutôt un certain malaise en urinant. Ce malaise s'exagérait parfois au moment des règles, mais sans jamais occa-sionner de douleurs réelles ni empêcher l'évacuation de la vessie. Quatre grossesses normales et une fausse couche accidentelle à sept mois constituent tout le bilan génital de la malade, qu'une seule fonction préoccupe, la miction. Il y a cinq ou six ans, elle a commencé à éprouver de véritables douleurs en urinant. C'était comme la sensation d'un obstacle s'opposant à l'issue de l'urine et une cuisson parfois très vive pen-dant la miction. Elle se décida alors à consulter un chirurgien. Celui-ci constata au premier examen l'exis-tence d'un polype urétral dont il pratiqua l'ablation et dont il cautérisa au fer rouge le point d'implantation

ainsi avivé. Depuis ce moment, le canal est devenu de
plus en plus étroit et la sortie de l'urine plus difficile.
Le 17 juillet, éclata, après un repas plus copieux que
d'ordinaire, une rétention complète, pour laquelle la
malade se fit conduire à l'hôpital. Là, des tentatives de
cathétérisme nombre de fois réitérées restèrent sans
résultat. La patiente, mise alors dans un bain, put, au
bout de vingt minutes, uriner suffisamment pour pouvoir sans trop souffrir rentrer chez elle à pied. Des
bains fréquents facilitèrent par la suite l'évacuation des
urines; mais ce n'était là que du soulagement, ce
n'était pas la guérison. Dans ces conditions, la malade
nous est adressée le *1ᵉʳ août dernier,* se plaignant, en
outre des troubles précédents, d'un état saburral avec
inappétence et constipation, qui persiste depuis plusieurs jours. Nous lui conseillons l'emploi de deux
purgatifs qu'elle prendra à jour passé; en outre, pour
se préparer à notre examen, nous lui recommandons
deux grands bains chauds qui seront pris l'avant-veille
et le jour de sa prochaine visite.

Le 8 août. — Elle revient à nous un peu améliorée,
comme fonctions digestives, mais dans le même piteux
état que précédemment au point de vue urinaire.
Besoins fréquents d'uriner que ne satisfait jamais complètement une miction lente, douloureuse, à jet très
ténu; sensation d'une constriction urétrale allant par
instants jusqu'à la complète obstruction du canal; enfin,
douleurs hypogastriques, périnéales, lombaires, devenues à peu près continuelles. Étendue sur la table
d'exploration, la malade, dont l'état génital est excellent, nous présente une vessie très distendue et, à la
vulve, nous constatons deux petits bourgeons blanchâtres, d'aspect et de consistance cicatriciels, qui cir-

conscrivent à droite et en bas le méat urinaire. Prenant
un explorateur à boule n° 6, nous l'introduisons entre
ces bourgeons pour lui faire traverser l'urètre. Mais
nous sommes arrêté à cinq millimètres environ de
l'orifice urétral par une résistance dure, fibreuse, qui
repousse l'instrument. Les bougies les plus fines, même
une très petite baleine sont essayées sans plus de
réussite. Le cathétérisme est impossible. Cette exploration, pourtant pratiquée avec beaucoup de douceur,
ayant fait saigner la malade, je n'insiste pas et je prescris
des bains chauds, des cataplasmes sur l'hypogastre. Je
supprime en même temps les tisanes diurétiques prises
à fortes doses jusqu'ici, sur les conseils d'une sage-
femme. Ce traitement fut suivi pendant dix jours. La
malade put sous cette influence uriner assez pour moins
souffrir. Elle patienta.

Le 19. — Je renouvelai mes précédentes tentatives de
cathétérisme, mais avec le même insuccès. Je me déci-
dai alors pour l'incision du rétrécissement, l'urétrotomie interne.

Le 21. — *Urétrotomie interne.* J'eus recours, pour cette
opération, à la lame étroite et effilée d'un bistouri
mesurant dans son plus grand diamètre six millimètres
de largeur. J'insinuai la pointe entre les lèvres du
méat, horizontalement, le tranchant en l'air. Je ponc-
tionnai la partie résistante du rétrécissement et je
coupai la paroi supérieure du canal jusqu'à ce que mon
instrument eût été introduit d'une longueur de trois
centimètres. Je le retirai alors, le tranchant en bas
pour sectionner, en sortant, la paroi inférieure. Une
abondante quantité d'urine sortit aussitôt. La vessie se
vida et un grand soulagement fut accusé par la malade
qui, depuis bien longtemps, n'avait pas éprouvé pareil

bien être. J'excisai ensuite les deux bourgeons cicatriciels situés à l'entrée de l'urètre. Une notable quantité de sang veineux s'écoula tant du canal que de la vulve. Au bout de cinq minutes, l'hémostase était réalisée à l'aide de petits tampons compressifs d'ouate sublimée, que je laissai en place au niveau du méat. La malade, qui avait ressenti une vive mais très courte douleur, se leva et se rendit à la chambre voisine, destinée à mes opérés de la Policlinique. Elle devait y rester étendue avec la précaution de maintenir constamment sur la vulve, des compresses imbibées de solution boriquée à $\frac{10}{1000}$.

Deux heures après l'opération, le besoin d'uriner se fit sentir. Un jet d'urine repoussa les tampons d'ouate et sortit librement de la vessie. Depuis ce moment, la miction se fait aisément, sans autre trouble qu'une légère cuisson pendant la traversée de l'urine.

Le 24. — La malade, qui se trouve parfaitement, demande à quitter la Policlinique. Elle devra prendre, matin et soir, un bain de siège émollient suivi d'un lavage vulvaire à l'eau boriquée forte et reviendra me voir dans huit jours, à moins d'incidents improbables légitimant plus tôt mon intervention.

Le 2 septembre. — Tout va pour le mieux. La malade, joyeuse et reconnaissante, vient nous remercier de l'avoir guérie. La miction, exécutée devant nous, dénote un jet gros et puissant, qui fait retentir bruyamment le vase où l'urine est reçue. La bougie n° 15 est facilement introduite et laissée en place dix minutes. Deux fois par semaine, en augmentant progressivement le calibre du cathéter, je sonde mon opérée. Aucune gêne, aucune douleur, aucun écoulement de sang.

Le 23. — Le n° 20 passe bien. La malade ne pouvant,

malgré sa bonne volonté, arriver à se sonder elle-même,
je lui recommande de passer à ma Clinique tous les
quinze jours, jusqu'à nouvel ordre. Je lui ai dit et
répété la nécessité impérieuse où elle est de recourir
toujours au cathétérisme, sous peine de perdre le
bénéfice de l'opération subie. Elle sait que la guérison
est à ce prix.

De cette observation découle clairement l'histoire
clinique d'un *rétrécissement cicatriciel et infranchis-*
sable de l'urètre chez la femme.

Si depuis longtemps déjà la malade avait ressenti de
la gêne en urinant, ce n'étaient là que des troubles
légers, liés vraisemblablement à l'existence du polype
urétral. Les symptômes du rétrécissement n'ont réel-
lement apparu qu'à la suite de l'opération pratiquée
pour extraire le polype. Et, sans nul doute, c'est la
cautérisation appliquée par notre confrère sur le point
avivé par l'excision de la tumeur qui a produit la cicatrice, origine du rétrécissement. Si j'affirme ainsi la
cause opératoire de la sténose urétrale chez ma
malade, ce n'est pas certes pour critiquer la conduite
du chirurgien. C'est pour insister sur la nécessité où
l'on est bien souvent de recourir à cette cautérisation
pour obtenir la cure radicale de la tumeur. Ne sait-on
pas, en effet, avec quelle facilité réapparaissent en
certains cas les polypes de l'urètre que l'on a cru
enlever totalement? On n'a, pour bien s'en faire une
idée, qu'à relire l'observation si intéressante rapportée
par Tillaux dans son *Traité d'Anatomie topogra-*
phique (page 836, 2ᵉ édition). Pour échapper à ces

repullulations désespérantes, peut-être aussi pour arrêter l'hémorragie plus troublante que sérieuse qui suit ordinairement l'excision de la tumeur, le chirurgien est obligé de recourir au fer rouge. Si l'on songe à l'exiguïté du champ opératoire, à la profondeur à laquelle doit être porté à l'aveuglette le couteau rougi et à l'impossibilité à peu près absolue où l'on est de limiter son action au seul point que l'on veut atteindre, l'on comprendra combien est difficile à obtenir en une seule séance, sans cicatrices ultérieures, la guérison définitive d'un polype urétral un peu profond. Cette guérison a été obtenue par notre confrère, mais au prix que l'on sait. Pour éviter les accidents auxquels nous avons eu à remédier, peut-être eût-il été indiqué d'enlever le polype avec l'anse galvanique. Mais était-elle applicable?

Quoi qu'il en soit, nous n'avions affaire nous-même qu'au rétrécissement dont la pathogénie était facile à établir : cautérisation, ulcération, cicatrice, sténose.

Les signes présentés par notre malade n'ont rien que de classique. Ils répondent exactement au tracé que nous avons reproduit après les auteurs qui traitent de la question. Je soulignerai pourtant l'heureuse influence des *bains chauds* sur la rétention d'urine qui est venue à différentes reprises compliquer ce rétrécissement. Chaque fois, la malade a pu uriner dans son bain, alors que toute autre médication préalablement essayée avait complètement échoué. Cette influence des bains, soit dit en passant, est beaucoup moins évidente quand la rétention complique un rétrécissement du canal chez l'homme. Mais ce n'était là

qu'un traitement palliatif. J'arrive de suite au traitement qui seul pouvait guérir le rétrécissement.

Ne pouvant introduire aucune bougie, ce rétrécissement étant cliniquement infranchissable au cathétérisme, je ne pouvais songer à la *dilatation progressive.*
D'ailleurs les bénéfices de ce mode de traitement, s'il
eût été possible, eussent été sans doute fort lents à
obtenir, étant donnée la dureté du tissu cicatriciel. Je
n'ai pas hésité à employer l'instrument tranchant et à
faire *l'urétrotomie interne.* Cette opération, qui n'est
pas possible chez l'homme sans conducteur, est chez
la femme d'une grande facilité avec un simple bistouri.

Certains auteurs, Blum entre autres, considèrent
bien l'incision en pareil cas comme dangereuse, en
raison des hémorragies qui peuvent en résulter. Mais
ne sait-on pas qu'un avis contraire est soutenu avec
autorité par des chirurgiens tels que Ricord, et que
Carle et Thompson ont pratiqué deux fois, dans des
circonstances identiques, l'urétrotomie avec succès?
C'est donc à l'incision que j'ai eu recours, avec un
étroit bistouri, de la manière que j'ai racontée dans
mon observation. C'est là une manœuvre des plus
simples et j'ajoute des plus inoffensives, si l'on a bien
soin d'enfoncer son bistouri horizontalement, suivant
la direction normale de l'urètre féminin ([1]), et si l'on
ne pénètre qu'à une profondeur maxima de trois centimètres. En coupant ainsi l'on agit, je le sais bien,
un peu en aveugle, et l'on fait une opération de beau-

([1]) Dans le décubitus horizontal.

coup moins réglée que l'urétrotomie interne pratiquée
chez l'homme avec l'instrument de Maisonneuve.
Mais, on l'a vu, je n'avais pas le choix. J'étais dans
l'impossibilité complète de franchir le rétrécissement
et par conséquent d'y introduire la moindre bougie
conductrice susceptible de diriger un urétrotome.
L'*hémorragie veineuse* qui a suivi mon incision a été
assez copieuse, mais facile à réprimer par la compression. De ce fait, les appréhensions de Blum me
paraissent ne pas devoir infirmer l'opinion de Ricord
ni faire oublier les résultats heureux obtenus par
Carle et Thompson.

Notre cas vient témoigner dans le même sens. Il
prouve une fois de plus que l'urétrotomie interne,
chez la femme aussi bien que chez l'homme, est
l'opération de choix dans les rétrécissements non
justiciables de la dilatation progressive.

L'*incontinence d'urine post-opératoire,* que l'on a
pu théoriquement reprocher à l'opération, n'a pas été
observée chez notre opérée, non plus que chez les
malades urétrotomisées par d'autres chirurgiens.

Enfin, sans sulfate de quinine, sans sonde à demeure, l'urine a passé impunément par le canal ainsi
sectionné. *Il n'y a pas eu la moindre fièvre.* Ce qui
prouve bien que la fièvre urineuse après l'urétrotomie
interne provient non pas du contact de l'*urine* avec la
plaie, mais du contact de l'*urine septique* avec cette
plaie. Il n'existait chez notre opérée aucune trace de
cystite. Son urine devait donc être aseptique. Toute
inoculation virulente devenait dès lors impossible :
partant, pas de fièvre à redouter.

Le traitement employé par nous ett le résultat qui l'a suivi, la pathogénie et la marche de ce rétrécissement m'ont paru donner un certaim intérêt à notre observation, d'ailleurs intéressante par sa grande rareté ([1]).

[1] La malade, opérée depuis un an, est en excellent état. La bougie n° 20, passée deux fois par mois sans difficulté, a assuré la parfaite perméabilité du canal. La miction est aussi satisfaisante que possible (septembre 1893).

XII

Calculs intermittents de la vessie
Obscurités du diagnostic — Taille périnéale
Guérison (¹).

Suivant leur évolution clinique, l'on a pu diviser les
calculs vésicaux en trois grandes catégories : les *calculs à symptômes continus et progressifs,* les *calculs
latents,* les *calculs intermittents.*

La première variété, celle qu'on observe ordinairement, comprend les calculs auxquels correspond la
symptomatologie classique, le type clinique vulgaire
de la lithiase vésicale. Troubles fonctionnels et signes
physiques concourent à l'envi pour mettre le chirurgien sur la voie d'un diagnostic généralement facile. Il
en va tout autrement pour les deux autres variétés,
d'ailleurs beaucoup plus rares. Ici, le diagnostic de la
pierre dans la vessie se présente parfois au clinicien
comme une énigme à deviner. Les calculs latents, en
effet, sont ceux dont aucun indice ne révèle l'existence
et qui sont, quand on les découvre, une surprise pour
le malade et pour le chirurgien. Peu nous importent,
d'ailleurs, les explications nombreuses qu'on a données à l'appui de l'évolution fruste de ces calculs :
enchâtonnement, séjour constant dans le bas-fond
vésical, éloignement du col dont les sépare une hyper-

(¹) Communication faite à la Société de Médecine et de Chirurgie de
Bordeaux, séance du 14 octobre 1892.

trophie prostatique ou la saillie exagérée du muscle
des uretères, saillie signalée par quelques auteurs
chez les rétrécis, enfin tolérance particulière de la
vessie chez quelques-uns de ces malades. Les *calculs*
intermittents offrent des symptômes qui apparaissent
et disparaissent à différents intervalles. Des intermittences, plus ou moins régulières, séparent les moments de leur révélation et leurs périodes silencieuses.
C'est à cette variété, la plus rare de toutes, qu'appartient le cas intéressant qui va nous occuper.

M. R...., cinquante-six ans, propriétaire à Bordeaux,
se présentait au commencement de l'année dans mon
cabinet pour savoir de moi, si possible, l'affection dont
il était depuis longtemps atteint et le traitement susceptible de le guérir. C'est un homme grand, d'apparence
robuste, d'un teint mat, à l'air énergique des gens qui
ont beaucoup souffert et que rien plus n'épouvante.

« Mon histoire, docteur, me dit-il, est longue et compliquée. Il y a nombre d'années que je suis malade,
j'ai vu beaucoup de vos confrères, ici et ailleurs. Il me
tarde d'en finir avec une affection sur la nature de
laquelle aucun accord n'existe entre les divers médecins et chirurgiens qui m'ont soigné. » Puis, il me remet
une analyse d'urine pratiquée trois jours avant et dont
le résultat conclut à l'existence d'une cystite. C'est, en
effet, de la vessie qu'il souffre et qu'il espère être guéri
par mes soins. Cette confiance lui a été inspirée par un
prostatique de ses amis que j'ai récemment amélioré.

A l'interrogatoire que je lui fais subir, il répond en
me donnant avec beaucoup d'intelligence et de préci-
sion les détails suivants sur ses antécédents et la série
des troubles urinaires qui me l'amènent.

Son père a succombé à soixante-douze ans, atteint de la pierre et d'une hernie. Sa mère est morte à l'âge de quatre-vingt-deux ans, de vieillesse. Sur trois frères qu'il a eus, aucun ne survit, mais il ne sait de quelle maladie ils sont morts. Marié, il a une fille bien portante, mère elle-même d'une fillette en bonne santé.

Personnellement, il n'a jamais été malade jusqu'à l'âge de quatorze ans, époque à laquelle il vit apparaître brusquement, en faisant effort pour soulever une baste, une hernie inguinale gauche. Un bandage immédiatement appliqué fut porté jusqu'à l'âge de vingt-sept ans, date de son mariage. Depuis lors, la hernie n'a plus reparu. A dix-sept ans, avait été contractée une blennorragie d'intensité moyenne qui disparut au bout de dix-huit mois. Exempté du service militaire, comme fils de veuve, il voulut s'engager, mais fut refusé à cause de sa hernie.

Très sobre, n'usant jamais d'alcools, ne faisant aucun excès de table, il a d'abord exercé la profession de comptable. Depuis 1875, il dut prendre l'habitude d'écrire debout, l'attitude verticale étant nécessaire pour remédier aux digestions pénibles et aux palpitations de cœur survenant, après chaque repas, dans la position assise.

Déjà, dès l'année 1863, c'est à dire à l'âge de vingt-sept ans, il a commencé à voir du sable rouge dans son vase. Il n'a jamais eu de véritables coliques néphrétiques, mais il éprouve constamment un peu d'endolorissement de la région lombaire, à gauche surtout, endolorissement que soulageait une abondante émission de sable urinaire. Du bicarbonate de soude lui fut prescrit en grande quantité sans aucun bénéfice. En 1872, une rétention d'urine éclate pour laquelle le malade est sondé. Puis, tout rentre dans l'ordre, tout sauf la présence constante de l'acide urique dans les urines et la douleur des reins. Saisons réitérées à Capvern, absorption d'un millier au moins de bouteilles d'eaux minérales de toutes sortes : rien ne modifia son état.

Vers le 1er novembre 1883, le malade est pris d'une impossibilité complète d'uriner, sans raison connue ni de lui ni de son médecin (le troisième qui le soignait depuis le début de sa lithiase urinaire). A partir de ce moment, pendant deux longs mois, l'urine ne sort que goutte à goutte du canal. Les cathétérismes, renouvelés à plusieurs reprises, ne peuvent faire disparaître l'obstacle qui s'oppose à la miction. Les douleurs éprouvées sont atroces, intolérables. Le malade, durant ces deux mois, ne peut ni manger, ni boire, ni dormir. Pendant la nuit du 25 décembre, ses souffrances étaient telles qu'il se fût suicidé sans la pensée de sa femme et de sa fille. Enfin, le 27 décembre, après une crise de torture sans pareille, il voit sortir du méat une *traînée de fumée,* longue comme le doigt, sans bruit ni sensation de brûlure au canal. En même temps, il éprouve la sensation de l'engagement de corps durs et rugueux à la partie profonde de l'urètre. Il s'affaisse aussitôt, en proie à un frisson violent auquel devait succéder une fièvre intense. Depuis ce moment jusqu'au 1er janvier 1884, il resta sans connaissance. Alors seulement il reprit la notion des choses extérieures et sentit nettement la présence dans le canal de plusieurs calculs qui furent extraits sans trop de difficultés par son médecin. Il y en avait six : deux petits, arrondis; les autres plus volumineux, ovoïdes, gros comme des haricots. Ce fut là la terminaison de cette crise si douloureuse. La miction se rétablit. De 1884 à 1887 tout alla bien, mais le sable

existait continuellement dans les urines. En 1887,
l'acide urique disparaît. Alors des accidents nouveaux
apparaissent qui éclatent pour la première fois en che-
min de fer, pendant le trajet de Bordeaux à Moissac.
Le besoin d'uriner se fit sentir, quelques gouttes
s'échappèrent à l'insu du malade qui n'eut pas le temps
de se prémunir, puis la miction fut suspendue. Le
besoin persista; nouvelle émission d'une très petite
quantité de liquide, aussitôt arrêtée. Il fallut plusieurs
minutes pour arriver à évacuer complètement la vessie.
Depuis cette époque, toute vie active est interdite au
malade qui doit renoncer à ses occupations d'autrefois.
Désormais, il sera en proie à ce qu'il appelle ses *crises*,
séparées par des intervalles de bien-être de plus en plus
rares et de plus en plus courts. Voici en quoi consistent
les *crises*. Le malade est pris du besoin de pisser. Il
rend quelques gouttes d'urine qui déterminent dans le
canal une violente cuisson. Puis, la miction s'arrête,
remplacée par une épreinte extrêmement douloureuse
qui ferme comme un anneau de feu le col de la vessie
en y produisant des piqûres analogues à celles d'une
pointe d'aiguille. Ces douleurs retentissent au périnée
où des contractions violentes resserrent l'orifice anal
d'où s'échappent parfois des matières fécales effilées,
brûlantes. Le besoin d'uriner se fait de nouveau sentir,
le malade revient au cabinet où la même scène que précédemment se renouvelle : quelques gouttes émises,
épreintes cuisantes, suivies de nouveaux besoins incomplètement satisfaits. Au début, le malade était obligé de
se lever de table dix à quinze fois pendant un court
repas, pour évacuer une minime quantité d'urine trouble, mais jamais sanguinolente. Peu à peu les crises
deviennent plus pénibles encore. Les besoins se font

sentir soixante à quatre-vingts fois par jour et la nuit
toutes les cinq minutes. Il est désormais nécessaire de
maintenir constamment la verge dans un urinoir pour
ne pas mouiller le lit. L'appétit et le sommeil sont supprimés pendant les crises qui durent en moyenne huit
jours et qui reparaissaient primitivement tous les mois,
plus tard tous les quinze jours. Enfin, sur les derniers
temps, elles reviennent tous les huit jours, avec une
moindre durée, mais d'une acuité beaucoup plus vive.
La fin de chaque crise est annoncée au patient par la
sensation de plusieurs corps durs roulant les uns contre
les autres au niveau du col de la vessie. Ce roulement
était toujours suivi de la disparition des épreintes. Les
douleurs cessaient, la miction se faisait aisément toutes
les deux ou trois heures, chaque besoin était entièrement satisfait. Toutefois les urines restaient constamment sales, très pâles et très abondantes. C'était alors
l'*intervalle des crises*. Si ce n'était pas la guérison, c'était
au moins la cessation de la souffrance, la possibilité de
vivre comme tout le monde. Mais au prix de quelles
précautions était obtenu ce calme momentané! L'usage
de la voiture et de l'omnibus est absolument évité.
Seul, le tramway est toléré à la condition de rester
assis sur les banquettes latérales et de ne pas faire face
au cocher. Le malade a pourtant renoncé à ce mode de
circulation depuis qu'un déraillement de tramway a
provoqué chez lui l'apparition prématurée d'une crise.
Jamais le jet n'a été brusquement interrompu comme
par la subite pénétration d'un petit calcul dans l'urètre,
jamais non plus de douleur au bout de la verge, jamais
enfin d'hématurie. Il n'y a pas eu non plus de pria-
pisme et, au point de vue génésique, les désirs sont
devenus de plus en plus rares (56 ans); mais l'érection

se fait sans difficulté et l'émission du sperme ne provoque pas de douleur.

En 1888, nouvelle cure à Capvern. Aucune modification dans l'intensité des crises, ni dans leur durée, ni dans leur fréquence. De guerre lasse, le médecin ordinaire du malade confie son client, au début de 1889, à un chirurgien très compétent. Celui-ci explore avec grand soin l'urètre et la vessie, pratique pendant trois semaines des instillations de nitrate d'argent, que rend un peu difficiles l'existence d'un spasme urétral auquel se butte la boule perforée. De la tisane de buchu est, en outre, administrée. Le tout est sans résultat et le malade, souffrant toujours, revient à son médecin qui appelle en consultation un second chirurgien. Le cathétérisme est pratiqué avec une bougie n° 17. L'exploration étant négative, l'on conclut qu'il n'y a rien d'anormal dans la vessie, qu'il n'y a pas d'opération à faire. Au commencement de l'année 1891, un troisième chirurgien entre en scène. Celui-ci, plus entreprenant, ne demande qu'à agir. Il propose d'ouvrir la vessie pour voir et, au besoin, pour en nettoyer la cavité, pour en modifier la muqueuse responsable, selon lui, de l'état pathologique des urines. Devant les avis si contradictoires émis par des hommes dont nul ne conteste l'habileté chirurgicale, le malade, très perplexe, se décide à partir pour Paris. Mais là, contrairement à ce qui s'était passé pour les chirurgiens bordelais appelés au moment des crises, le chirurgien consulté examina le malade dans une période de calme, fin juillet 1891. L'on verra, par la suite, l'importance, grande à mes yeux, que devait avoir cette différence dans le moment où était pratiquée l'exploration de la vessie. Le maître, après un examen rapide et sans donner au patient le loisir de s'expliquer longuement, traça par écrit son avis autorisé de la manière suivante : « rétrécissement périnéal laissant passer l'explorateur n° 10; calcul de la région prostatique; urétrotomie et extraction du calcul. »

Il ne pouvait maintenant subsister le moindre doute; il fallait bien certainement une opération. Le malade, ne voulant pas la subir à Paris, revint à Bordeaux. Il appela celui des trois chirurgiens bordelais qui l'avait vu en dernier lieu et avait conclu à la nécessité d'une intervention. L'urétrotomie interne fut pratiquée. La tige conductrice une fois introduite, la première lame coupante glissée dans la cannelure fut profondément arrêtée par une résistance dure qui nécessita le retrait de l'instrument. Une lame plus forte fut mise à sa place et fit céder quelque chose qui donna au malade, non endormi, la sensation d'une substance analogue à de la corne, qui serait déplacée et comme repoussée dans la vessie. L'opérateur voulut, en outre, extraire le calcul qu'il avait cru sentir et qui, à coup sûr, devait exister *puisque le maître l'avait dit.* Le malade ne se rendit pas à cette argumentation. Il se fût laissé extraire le calcul si le chirurgien avait été certain de sa présence. Il ne voulait pas subir une tentative dirigée par une simple présomption. Les suites opératoires furent normales jusqu'au douzième jour. A ce moment, sans motif appréciable, une quantité considérable de sang s'échappa de l'urètre et ne s'arrêta qu'après l'application successive de serviettes d'eau froide au nombre de quatre-vingts environ. Puis, la guérison de l'opération une fois obtenue, le malade resta un mois et demi sans la moindre crise. C'était merveille. L'on pouvait croire enfin à la guérison tant désirée. Non pas que la miction se fît mieux qu'autrefois, car avant l'urétrotomie le malade

urinait parfaitement dans l'intervalle des crises, mais
parce que six semaines sans souffrance semblaient être
le gage assuré de la disparition définitive des douleurs.
Ce n'était là malheureusement qu'une illusion. Au bout
de six semaines, les crises revenaient comme auparavant
et désormais tous les quinze jours. La seule différence
entre les accès actuels et ceux d'avant l'opération, c'est
qu'autrefois, pendant la crise, le malade pissait au lit
sans s'en apercevoir. Maintenant, si le besoin d'uriner
se fait sentir, le malade s'éveille et peut résister au
besoin jusqu'à ce qu'il se soit mis en état de le satisfaire. En outre, dans l'intervalle des accès, la voiture et
l'omnibus, naguère intolérables, peuvent être supportés
sans inconvénients. Toutes différences attribuées par le
malade lui-même au déplacement du calcul dont à
Paris l'on a constaté la présence et qui à Bordeaux,
ajoute-t-il, n'a été nettement affirmé par personne.
Existe-t-il oui ou non ? C'est dans l'espoir d'avoir une
réponse catégorique qu'il vient me consulter le 13 février dernier.

L'état général est bon ; petite toux sèche ; quelques
crachats de bronchite ; rien au cœur ; pas trace de hernie. Rien d'anormal dans la région lombaire, ni à droite
ni à gauche. La pression, exercée en arrière des bourses
entre les ischions, contre la portion périnéale de l'urètre, détermine une petite douleur. Un explorateur à
boule n° 16 est introduit après lavage boriqué du canal.
Dans la traversée prostatique, il frotte sur un corps
rugueux dont le malade perçoit nettement le contact
avec mon instrument et qui est, dit-il, cette substance
cornée heurtée par l'urétrotome. Dans la vessie, je n'arrive sur aucun corps étranger. Je retire l'instrument et,
sur le désir du patient, j'arrête là mon examen. Je ne

porte aucun diagnostic et je prescris simplement le
régime lacté, du repos, des bains chauds jusqu'à ce
qu'une exploration complémentaire me permette d'émettre une opinion motivée. Pendant cinq semaines, calme
absolu. C'est à peu près le même bénéfice qu'avait procuré l'urétrotomie. Mais une crise apparaît, suivie de
crises nouvelles qui se succèdent tous les quinze ou
vingt jours. Elles semblent moins fortes qu'autrefois.
La moindre distraction, une conversation intéressante,
par exemple, permet au malade de rester, au milieu de
l'accès, une heure sans souffrir. Dans les intervalles, la
miction a lieu toutes les trois heures le jour et la nuit
toutes les heures.

Le 15 avril, huit jours après la dernière crise, pendant une bonne période de bien-être, je revois le malade. Il est content, mange avec appétit, urine sans
douleur dix à douze fois par vingt-quatre heures. Je
complète alors l'examen fait il y a deux mois. Le toucher rectal, que rend un peu difficile l'embonpoint du
sujet, me révèle une prostate peu volumineuse pour
l'âge du malade, plate, uniformément lisse et indolente,
sauf à gauche. Là, existe une saillie allongée, rénitente
et un peu sensible à la pression. J'introduis ensuite
dans la vessie une sonde n° 16, qui passe facilement et
donne issue à une urine blanche, un peu trouble. Je
retire peu à peu l'instrument, il ramène alors un liquide
plus épais, grumeleux, qui dépose au fond du verre.
Ce dépôt existe dans l'urine, me fait observer le malade,
chaque fois que va éclater une crise. Il annonce le début
de l'accès dont la sensation de roulement déjà signalée
précède la terminaison. J'injecte alors dans la vessie
200 grammes environ de solution boriquée chaude
à 40 °/oo que j'y laisse pendant ma séance exploratrice.

L'explorateur plein de Guyon heurte au niveau de la prostate le corps dur constaté par mon premier cathétérisme avec la bougie à boule. Une fois arrivé dans la cavité vésicale, je ramène vers moi le bec de l'instrument. Le métal choque avec bruit un calcul dur dont la présence n'est pas discutable. Mais ce calcul n'est pas libre, il semble assujetti à la face postérieure de la prostate dont il surplombe aussi la face urétrale. Est-il unique? Le malade a la conviction qu'il en existe plusieurs, au moins deux, peut-être trois. Pas plus que le nombre, le volume ne saurait être apprécié par moi, vu l'impossibilité où je suis de le saisir et de le séparer de la prostate dans laquelle il semble partiellement enchatonné. Étant donnés les rapports très intimes qu'il affecte avec la prostate et dans l'espoir que l'incision médiane de la prostate suffira à son ablation, je me décide à la taille périnéale. Cette opération sera pratiquée dans un moment d'accalmie et si les tentatives infructueuses de refoulement de la pierre dans la vessie ne me permettent pas de faire la lithotritie.

Obligé de m'absenter pendant un mois de Bordeaux, je revois le malade en juillet. Par trois fois, j'essaie vainement la mobilisation du calcul dont je frotte pourtant à chaque reprise l'extrémité supérieure.

Le 15 juillet, se termine une crise qui sera la dernière avant l'opération, fixée au 22.

Entre cette crise et la précédente, s'était écoulé un mois de soulagement pendant lequel un fait inusité s'était produit. Chaque fois que le malade avait envie de pisser, aussi bien la nuit que le jour, la miction s'accomplissait librement, donnant entière satisfaction. Puis, quelques secondes après, nouveau besoin et émission d'une quantité d'urine aussi copieuse que la première fois. Depuis la dernière crise, ces particularités ne se sont pas renouvelées.

Comme traitement préopératoire, je prescris pour chaque jour 2 grammes de salol et un cachet renfermant du naphtol, du salicylate de bismuth, du charbon, de l'iodoforme. Ainsi sera assurée, dans la mesure du possible, l'antisepsie des voies urinaires supérieures et de l'intestin. Un purgatif est administré le 20 au matin. Un bain savonneux est pris le lendemain, une fois le périnée soigneusement rasé. Le 21 au soir, 1 gramme de quinine; le 22 au matin, lavement évacuateur et 1 gramme de quinine.

Le 22 juillet. — Taille périnéale, pratiquée avec l'assistance de mes excellents confrères et amis, MM. Monod et Cayla. M. Petit, interne des hôpitaux, voulut bien se charger du chloroforme. Opéré et opérateurs ont été préalablement lavés au savon et au sublimé. L'urètre est injecté à la solution de nitrate d'argent à 2 °/₀₀. L'explorateur de Guyon fait résonner une fois encore le calcul, toujours fixé au même point dont aucune manœuvre ne peut le déloger. L'explorateur retiré et toute idée de lithotritie devenant définitivement impossible, je mets en place le cathéter cannelé n° 6, confié à la main sûre de M. Monod. Le malade, complètement anesthésié, est alors disposé dans la position classique: bassin élevé par un coussin de sable placé sous le siège, cuisses en abduction, genoux fléchis. Cette position est maintenue solidement sur la table à opération de Doléris. Je procède alors, pour la section des téguments et des parties molles jusqu'à la prostate, aux premiers temps de la taille prérectale de Nélaton, me conformant aux données bien connues qu'il serait superflu de rappeler ici. Peu de sang s'écoule de mon incision en fer à cheval tracée à un centimètre et demi au-devant de l'orifice anal. Une fois le rectum libéré, j'arrive sur la portion membraneuse de l'urètre à travers lequel je sens la cannelure du cathéter. L'ongle de mon indicateur gauche, appliqué sur la lèvre droite de cette cannelure, guide profondément la pointe d'un long bistouri avec lequel je ponctionne la paroi inférieure du canal, pour rester accolé par son bord lisse à la concavité du cathéter. Tandis qu'un écarteur récline en arrière la lèvre postérieure de l'incision et le rectum bien protégés, je coupe au bistouri, d'avant en arrière et de haut en bas la prostate, à l'exemple du professeur Thompson, en Angleterre. Je retire l'instrument tranchant dès que je sens, par le défaut de résistance, que la glande est fendue dans toute son étendue. Du sang veineux arrive en assez grande abondance et je mets mon index droit au fond de la plaie. De la main gauche, je fais exécuter au manche du cathéter des mouvements qui provoquent avec bruit le déplacement de plusieurs calculs que je sens mobilisés sur mon doigt vésical. La brèche prostatique ne me paraissant pas suffisante pour l'extraction des calculs, je réintroduis le bistouri avec les mêmes précautions que tout à l'heure et je prolonge en arrière mon incision, qui porte sur le bas-fond vésical. Cette fois, une pince tenette saisit et ramène aisément un premier calcul, le plus gros, puis le plus petit. Ni le doigt, ni la pince, ni l'explorateur métallique introduit par l'urètre ne me dénotent la trace d'un autre calcul. En portant aussi haut que possible mon indicateur dans la vessie, je constate à la face postérieure des deux moitiés de la prostate divisée par mon incision, une dépression profonde, circonscrite latéralement par des reliefs qui appartiennent aux replis musculaires de la vessie.

Des compresses de gaze iodoformée introduites dans la brèche y exercent quelques instants une douce compression. L'hémostase est complétée par la ligature de deux artérioles superficielles. Alors, j'introduis profondément une canule de verre adaptée à un siphon laveur par laquelle je fais un lavage abondant à la solution chaude de nitrate d'argent à 2 °/oo. Une sonde de Malécot n° 18 est passée par l'urètre, où la guide le doigt placé dans la plaie périnéale et arrive à la vessie. Je retire son mandrin et la sonde reste à demeure, se fixant d'elle-même par l'ingénieux mécanisme que l'on connaît. Une mèche de gaze iodoformée, enduite de vaseline également iodoformée, comble ensuite la plaie opératoire. Le pansement est complété par des compresses de gaze sublimée maintenues au-devant du périnée. Le malade est rapporté endormi dans son lit bien chauffé, où il se réveille au bout de quelques minutes. L'extrémité libre de la sonde urétrale sera maintenue pendante dans un urinoir phéniqué placé entre les cuisses.

Du 22 au 28. — Les suites opératoires ont été des plus simples. La température n'a pas dépassé 37°5. L'urine sort bien et uniquement par la sonde, dont une injection quotidienne à la solution boriquée tiède assure la constante perméabilité. Le tampon de gaze iodoformée qui bourre la plaie périnéale n'est pas souillé par l'urine.

Le 29. — En faisant effort pour aller à selle, le malade a rendu dans le bassin le tampon qui est remplacé par un tampon plus petit. Tout va bien. Rien à noter, qu'une constipation opiniâtre, rebelle aux lavements, purgatifs et tous moyens employés.

Le 2 août. — Un fosset est adapté à la sonde et sera retiré environ toutes les deux heures, plus souvent si le besoin s'en fait sentir. La plaie est magnifique. Elle est tapissée de bourgeons très vifs; sa forme est celle d'un cône à base inférieure dont le sommet, situé à trois centimètres à peu près de profondeur, présente un trou arrondi rappelant l'orifice orbitaire du nerf optique. Un nouveau tampon de gaze iodoformée, mais beaucoup plus petit que le précédent, est mis en place.

Le 4. — Sous l'influence des efforts de défécation, le malade a vu sa sonde émerger du méat des trois quarts de sa longueur. Je la retire complètement et constate qu'un des ponts de caoutchouc situés entre les ailerons et destinés à relier directement le corps de la sonde à l'extrémité vésicale est rompu. De là, le défaut de résistance des ailerons aux efforts d'expulsion. De là aussi le danger possible de voir l'extrémité vésicale de cette sonde, une fois privée d'un de ses moyens d'union avec le corps de la sonde, se détacher complètement et rester dans la vessie. Au lieu de quatorze jours, j'aurais dû la laisser seulement une semaine en place et à ce moment la remplacer par une autre. Ce n'est, en somme, là qu'un inconvénient léger, facile à éviter. Désormais, toute sonde est supprimée. Le malade va uriner par son urètre.

Le 13. — L'urine, qui pendant quelques jours a suinté au périnée, passe exclusivement aujourd'hui par le canal. La miction a lieu normalement toutes les trois heures. Le malade va et vient en ayant soin de porter un suspensoir. La bronchite, qu'il a depuis longtemps déjà, est un peu plus forte en ce moment. Il crache et accuse depuis qu'il se lève de l'œdème malléolaire. De plus, il accuse des *renvois de chloroforme* qu'il n'avait pas éprouvés depuis les deux ou trois premiers jours consécutifs à l'opération.

Le 16. — Douleur au cordon et au testicule gauches. L'épididyme est tuméfié ainsi que le canal déférent. Repos au lit, pommade mercurielle, cataplasme.

Le 20. — La glande séminale a dans son ensemble le volume du poing. La peau est rouge et luisante à sa surface. Une fièvre intense avec frissons répétés et du subdélirium nocturne fatiguent beaucoup le malade. Dix sangsues sont appliquées sur le cordon.

Le 26. — Un point fluctuant se dessine à la partie antérieure et supérieure de la tumeur.

Le 1ᵉʳ septembre. — Une incision de quatre centimètres donne issue à une grande quantité de pus fétide, d'odeur gangréneuse et à des lambeaux de tissus sphacélés. Lavage à la liqueur de Van Swieten, poudre d'iodoforme, gaze iodoformée.

Du 2 au 12. — Les lavages et pansements antiseptiques renouvelés chaque jour amènent un dégonflement progressif des parties. La douleur est nulle, l'appétit revient.

Le 13. — Grand bain chaud dont le malade se trouve très bien. A dater de ce jour, il se lève avec un bon suspensoir ouaté.

Le 26. — Le testicule a recouvré son volume et son aspect normaux. Le malade part pour Arcachon.

Le 13 octobre. — Je le revois en parfait état. La vessie est absolument libre. Restent seulement des urines un peu troubles, dénotant une cystite persistante dont auront, j'espère, rapidement raison des instillations de nitrate d'argent ou de sublimé.

L'œdème des malléoles a disparu. La toux est à peu près nulle. D'ailleurs, le malade dit l'avoir depuis plus de quarante ans.

Calculs. — Les pièces à conviction, les calculs retirés

Calculs intermittents de la vessie

(Dr E. Loumeau)

Fig I

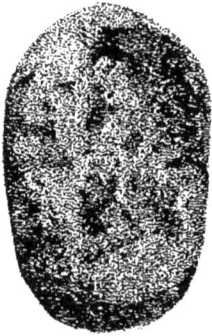

Fig. II

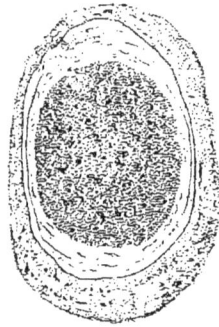

Fig III

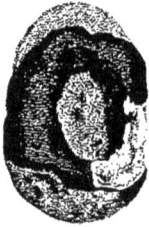

Fig. IV

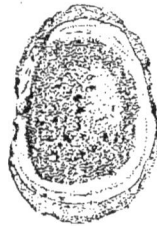

Pl. I

demandent un rapide examen. Le plus gros a la forme
d'un ovoïde aplati et pèse 20 grammes. Sa surface est
lisse, dure, comme celle d'un galet. Il mesure quatre
centimètres et demi de longueur sur trois centimètres
et demi de largeur et un centimètre et demi d'épaisseur *(fig. 1)*.

A la coupe, on voit qu'il présente un noyau central,
couleur jaune fauve, d'acide urique, mesurant vingt-
trois millimètres de largeur sur vingt-sept millimètres
de longueur. Tout autour du noyau sont disposées, en
couches concentriques, des strates blanchâtres de phosphate ammoniaco-magnésien *(fig. 2)*.

Le second calcul, plus petit, a la forme et le volume
d'une fève commune. Il est légèrement déprimé sur ses
faces qui, au centre, paraissent avoir été usées comme
par le frottement d'un autre calcul. Les deux extrémités
de l'ovoïde ont l'aspect lisse du précédent. Le reste de
la surface semble enveloppé d'une autre couche miné-
rale rappelant la peau desséchée d'une fève. Cette seconde couche offre çà et là des teintes noirâtres d'oxalate
de chaux. Les dimensions de ce calcul sont les suivantes : trois centimètres de longueur, deux de largeur,
un d'épaisseur. Il pèse 9 grammes *(fig. 3)*.

A la coupe, on voit, comme sur le précédent, un
noyau d'acide urique mesurant dix-sept millimètres de
largeur sur vingt-un millimètres de longueur. Tout
autour existent des dépôts stratifiés de phosphate ammoniaco-magnésien *(fig. 4)*.

J'ajouterai que les calculs retirés autrefois par l'urètre
sont plus petits et formés d'acide urique pur. En les
comparant aux deux gros calculs extraits de la vessie
par la taille, on pense naturellement que ceux-ci, exclusivement formés d'acide urique au début, se sont, sous

l'influence de la cystite, entourés des couches périphériques qui ont augmenté leur volume et définitivement
constitué une masse dont le calcul primitif forme le
noyau central.

Telle est l'observation. J'en retiendrai plusieurs
points dignes d'être mis en relief.

La pierre, ainsi que la hernie, existait chez le père
de mon malade comme chez mon malade lui-même.
Sans insister autrement sur l'influence de l'hérédité,
je signalerai encore la précocité des manifestations de
la diathèse urique dans le cas actuel. Dès l'âge de
vingt-sept ans, le malade a constaté la présence du
sable dans ses urines et ce sable a cessé d'apparaître
aux seuls moments (1883 et 1887) où ont éclaté les
phénomènes révélateurs des calculs vésicaux. Cette
disparition du sable urinaire est, on le sait, considérée
comme un des premiers symptômes de la pierre, si
bien que M. Guyon peut dire dans ses cliniques en
appliquant ici le dicton populaire : *Qui ne charrie
pas bâtit.*

Au *point de vue pathogénique,* les différents calculs
rendus par notre malade appartiennent à deux catégories bien distinctes. Les premiers, ceux extraits du
canal et formés d'acide urique pur, rentrent dans la
classe des *calculs primaires* de Keyes. Les autres,
ceux retirés de la vessie par la taille, présentent un
noyau central d'acide urique, qui a pu constituer dès
le début un calcul primaire, et des couches périphériques de phosphate ammoniaco-magnésien qui appartiennent à la variété des *calculs secondaires.* Les

calculs primaires, le plus souvent formés d'acide urique, se développent dans une urine acide ou neutre. Les calculs secondaires, urates d'ammoniaque, phosphates de chaux, phosphates ammoniaco-magnésiens, prennent naissance au sein d'une urine alcaline en présence des lésions inflammatoires de la muqueuse urinaire.

Si nous nous rapportons à la classification de Fourcroy et Vauquelin, nous voyons que parmi ces différents calculs les uns sont *simples*, formés d'une seule substance (acide urique); tandis que les autres sont *composés*, c'est à dire dus à la combinaison de plusieurs substances chimiques (acide urique, phosphates).

Abordant maintenant le *côté clinique* de leur histoire, je rappellerai que les plus petits de ces calculs ont été éliminés par les voies naturelles. Les autres, plus volumineux, n'ont pu pénétrer dans le canal. Les premiers, en s'engageant dans l'urètre, ont donné lieu à des complications intéressantes par leur violence ou par leur rareté. C'est d'abord la *rétention d'urine*, qui pendant deux longs mois (1er novembre 1883 au 1er janvier 1884) a fait endurer au malade les plus horribles tortures. Le patient, durant tout ce temps, n'a pissé que goutte à goutte, par regorgement. C'est ensuite le phénomène bizarre, sur l'exactitude duquel nous ne pouvons émettre le moindre doute, étant donnée la véracité de l'observateur; je veux parler de la *pneumaturie* qui a précédé l'extraction urétrale des premiers calculs. La pneumaturie, ou émission de gaz par le canal, est un symptôme qu'il n'est pas très rare d'observer chez les diabétiques, où Guiard explique sa production par un dégagement d'acide carbonique, dû lui-même à la fermentation du sucre urinaire. Chez notre malade, dont les urines analysées à diverses reprises n'ont jamais décelé la moindre trace de glucose, le fait me semble bien difficile à expliquer.

J'arrive à la symptomatologie des gros calculs, de ceux pour lesquels seuls j'ai été consulté et qui donnent tout son intérêt à mon observation.

On a vu par quelles incertitudes nombreuses a passé le diagnostic de ces calculs. Et pourtant les chirurgiens appelés auprès du malade sont de ceux à coup sûr dont personne, moi moins que tout autre, ne saurait méconnaître le talent. Pour les uns, les calculs ont passé entièrement inaperçus. Pour un autre, un maître incontesté en chirurgie urinaire, il s'agissait d'un rétrécissement urétral avec calcul de l'urètre prostatique. Pour un autre enfin, il y avait rétrécissement, et, derrière ce rétrécissement, peut-être un calcul. A quoi tiennent ces divergences? Aux moments divers auxquels a été examiné le malade dont l'affection revêtait des symptômes différents, suivant telle ou telle période de son évolution.

Je veux établir tout d'abord qu'il n'existait pas de rétrécissement. J'en donnerai pour preuve le fait que trois jours avant l'examen fait à Paris par le chirurgien qui diagnostiquait un rétrécissement perméable seulement à la boule n° 10, il avait été passé à Bordeaux une bougie n° 17. En second lieu, le malade n'a pas mieux uriné après l'urétrotomie qu'avant cette opération. S'il a moins souffert à partir de ce moment et si les crises ont été un peu éloignées, c'est que le corps dur qu'a cru sectionner l'urétrotomiste, a été repoussé dans la vessie et momentanément écarté du point où sa présence était surtout nuisible, le voisi‑nage du col.

Ce que l'on a pris pour un rétrécissement, c'était un spasme urétral, symptomatique de l'inflammation de l'arrière-canal et de la vessie. C'est là un phénomène assez commun pour qu'il n'y ait pas lieu d'y insister autrement.

Reste surtout à discuter la question relative au diag‑nostic de l'existence et du siège des calculs eux‑mêmes.

Ces calculs étaient situés — plusieurs explorations me l'avaient appris, l'opération m'en a donné la certi‑tude — en arrière de la prostate. Ils étaient comme nichés dans une dépression creusée par eux à la face postérieure de cet organe, mais saillants à la fois dans la cavité vésicale et un peu vers l'urètre prostatique. Le plus petit devait être placé en avant, le plus gros en arrière du premier qu'il recouvrait et masquait au point que lui seul était touché par les instruments explorateurs. C'est sa face vésicale que heurtait le bec recourbé du cathéter de Guyon, c'est son sommet que rencontrait la boule dans la traversée prostatique et que, sans doute, a heurté la lame de l'urétrotome.

Comment comprendre ces troubles douloureux re‑venant par accès et si bien décrits sous le nom de *crises* par notre malade? D'autre part, les calculs, qui pour plusieurs chirurgiens habiles ont passé ina‑

perçus, étaient-ils apparents seulement à certaines périodes et cachés à d'autres moments?

Nous ne pouvons évidemment, à ce sujet, que risquer des hypothèses; mais voici comment l'on pourrait, selon nous, expliquer les bizarreries qui se dégagent de cette observation. L'existence de contractions partielles de la vessie est admise aujourd'hui par tous les chirurgiens. Nos deux calculs, que leur volume trop considérable a empêchés de franchir l'orifice vésical, ont dû, sous l'influence des contractions énergiques qui les poussaient vers l'urètre, faire effort du côté de la prostate. Celle-ci était certainement congestionnée et un peu ramollie, à la suite des phénomènes de rétention qui pendant huit semaines ont précédé l'issue des premiers calculs. Elle a dû se laisser déprimer par les deux pierres, qui ont pu élire ainsi domicile dans une loge facilement accommodée à leur forme, à leur volume. Mais, autour d'elles, le muscle vésical, luttant pour se débarrasser de ces corps étrangers, s'est hypertrophié partiellement. De là, des colonnes contractiles de plus en plus puissantes qui ont achevé de fixer les calculs dans la cavité prostatique, que désormais ils ne devaient plus abandonner. Dans cette position, ils pouvaient offrir à l'explorateur des aspects tout différents *pendant les crises* et *dans les moments de calme.* Les crises consistaient en des phénomènes d'épreintes douloureuses au niveau du col. Ces contractions, ou plutôt ces contractures, s'exerçaient évidemment autour des calculs que la vessie cherchait à expulser. Les colonnes musculaires, hypertrophiées déjà par l'incessante sollicitation de ces

corps irritants, devaient augmenter de volume du fait
de leur contraction et arriver ainsi jusqu'à recouvrir la
face postérieure des calculs. Ils étaient alors dissi-
mulés dans une véritable cellule, presque entièrement
fermée : le tissu prostatique en avant et sur les côtés,
les colonnes vésicales en arrière. Puis, la fin de la
crise était annoncée par une sensation de roulement.
Les calculs semblaient recouvrer leur mobilité ; ils
pouvaient frotter l'un contre l'autre, comme dégagés
de l'étreinte contractile où les enserrait chaque crise
douloureuse. Dès lors, les brides musculaires se relâ-
chaient, devenaient moins volumineuses, s'écartaient
à la façon de deux rideaux latéraux et laissaient ainsi
les calculs à découvert. Désormais, l'accès terminé,
l'on pouvait par le contact d'un instrument métallique
reconnaître leur présence. C'est parce que le malade a
été examiné tantôt pendant, tantôt après la crise que
le résultat de ces multiples examens a été si différent.
L'ayant moi-même exploré dans un intervalle de repos,
sans la moindre difficulté et du premier coup j'ai
obtenu le cliquetis caractéristique de l'existence d'un
calcul. Un seul phénomène était constant, c'était la
sensation de rugosité, de résistance dure, éprouvée
pendant le cathétérisme de l'urètre prostatique, sensation due au sommet du calcul qui débordait toujours
le niveau de la prostate.

Pourquoi, maintenant, ces intermittences dans les
crises ? Les fatigues de la vie ordinaire, les progrès de
la cystite, l'irritation exercée constamment sur la prostate et dans la portion cervicale de la vessie par le contact des calculs, devaient fatalement réveiller de temps

à autre les contractions vésicales. De là, ces retours offensifs, cette reprise des hostilités sous forme de contractures douloureuses exercées autour des corps étrangers. Chaque fois, ils étaient rapprochés du col et y déterminaient ces envies incessantes d'uriner. Enfin la fatigue musculaire survenait, c'était la détente, le repos, l'apparence de la guérison. Puis, au bout d'un temps variable, la tolérance de la vessie cessait et la lutte recommençait entre la contracture et les calculs jamais expulsés.

Quelle que soit la valeur de mes explications, ces intermittences dans l'éclosion des phénomènes douloureux permettent de donner à ces calculs le nom de *calculs intermittents*. C'est là une détermination toute clinique qui nous semble entièrement justifiée et qui rend bien compte des symptômes subjectifs. Elle est encore légitimée par le fait que les calculs étaient tantôt cachés tantôt accessibles à l'instrument explorateur. Ces intermittences dans les différentes phases présentées au chirurgien par les calculs alternaient avec les intermittences des crises. Il y avait comme un ordre de succession entre les symptômes physiques et les symptômes fonctionnels. Si l'on examinait le patient pendant la crise, on ne trouvait rien dans sa vessie. L'accès une fois terminé, on décelait aisément la présence des calculs.

C'est ainsi que peuvent, selon moi, s'expliquer les difficultés présentées par le diagnostic de ce cas singulier.

En terminant, je dois dire que, pensant avoir affaire à un calcul de la région prostatique, j'ai, sans hésitation, eu recours à la taille périnéale. J'ai utilisé pour cette opération le procédé d'extraction des calculs prostatiques décrit par Demarquay, en 1852, devant la Société de Chirurgie. Toutefois, j'ai prolongé beaucoup plus en arrière l'incision de la prostate et de la vessie, imitant la manière de tailler des chirurgiens anglais. J'ai presque regretté, par la suite, de n'avoir pas employé la taille hypogastrique. Plus simple, plus facile, elle m'eut permis de bien voir l'état de la vessie que j'ai pu seulement explorer du doigt. J'aurais ainsi émis avec certitude l'explication des apparitions et disparitions alternatives des calculs, tour à tour cachés et découverts par les colonnes vésicales. Enfin, par l'incision sus-pubienne, j'eusse épargné à mon opéré les accidents phlegmoneux survenus du côté de la glande séminale et dus, sans doute, à l'inoculation septique, par la plaie opératoire, d'un conduit éjaculateur.

XIII

Fragments de sonde égarés dans la vessie
Tentatives infructueuses d'extraction par l'urètre
Taille hypogastrique — Guérison ([1]).

La question des corps étrangers de la vessie est de
celles auxquelles il n'y a plus grand'chose à ajouter.
C'est là un chapitre complet et pour ainsi dire imper-
fectible, que l'on envisage la nature variable à l'infini
de ces corps étrangers ou bien les moyens si nombreux proposés pour leur extraction. Si parfois ce
petit côté de la chirurgie urinaire offre quelque intérêt, cet intérêt se dégage tout entier de tel ou tel fait
particulier, envisagé isolément. C'est alors ou le mode
d'introduction du corps du délit, ou la façon dont on
l'a retiré, ou encore la qualité même de cet agent
qui donne son attrait, son piquant, pourrait-on dire, à
chacune des observations. Il est, en outre, bien rare
que de chaque cas individuel ne ressorte pas un
détail instructif, soit une faute que l'on évitera dans
une circonstance analogue, soit un mode d'intervention
auquel on donnera d'emblée une valeur prépondérante. C'est là ce qui fait le charme de la clinique.

C'est parce que nous avons nous-même tiré d'un
fait récent quelques notions utiles que nous deman-

([1]) Communication à la Société de Médecine et de Chirurgie, séance du
4 novembre 1892.

dons à la Société la permission de l'en entretenir
aujourd'hui. Il s'agit d'un corps étranger introduit par
l'urètre dans la vessie, non point, comme souvent il
arrive, pendant une manœuvre érotique, ni sous l'influence de l'ivresse ou de la folie, mais dans un but
thérapeutique. L'on va d'ailleurs en juger par l'histoire
très simple du malade.

C'est un cultivateur du Bazadais, âgé de trente-deux
ans, père de trois enfants, qui nous fut adressé, le
16 septembre dernier, par son médecin pour des troubles
de la miction survenus dans les conditions suivantes.

De bonne santé habituelle, il fut pris brusquement, le
15 juillet 1892, en faisant effort pour soulever une pièce
de 150 kilos, d'une hernie inguinale droite, de petit
volume. Après une heure et demie de pressions exercées sur la tumeur par le patient lui-même, la hernie
rentra dans l'abdomen. Mais rapidement une péritonite
survint, qui pendant trois semaines mit ses jours en
danger. Peu de temps après le début des accidents,
vers le 25 juillet, des phénomènes de rétention d'urine
éclatèrent pour lesquels l'on dut recourir au cathétérisme. Le médecin, n'ayant pas de sonde à sa disposition, s'adressa aux ressources, sans doute un peu
surannées, de l'hôpital le plus voisin. Une sonde de
Nélaton, en caoutchouc rouge, fut introduite dans la
vessie dont elle évacua le contenu. Puis, à la faible traction exercée pour la retirer, cette sonde se cassa. La
moitié périphérique suivit seule la main du chirurgien,
le reste ne revint pas. Par la palpation, on put se convaincre qu'une bonne portion de l'instrument occupait
encore le canal. Tiraillements énergiques et longue-

ment répétés, manœuvres de compression pratiquées d'arrière en avant sur la verge pour tâcher d'en exprimer le fragment de sonde, tout fut inutile. Au lieu d'apparaître au méat, l'instrument semblait s'enfoncer davantage.

Un second chirurgien, appelé en consultation, fut d'avis, comme son collègue, de faire, à l'angle péno-scrotal, un débridement sur la paroi urétrale. On arriverait ainsi facilement sur le corps étranger que l'on sentait en ce point. Le retirer ensuite par la plaie serait l'affaire de quelques secondes.

L'incision, immédiatement pratiquée, permit de découvrir d'emblée l'orifice antérieur de la sonde. Une pince saisit cette extrémité et ramena au dehors un long fragment dont le bout arrondi, fermé, correspondait bien à la portion vésicale de l'instrument. Il ne devait évidemment plus rien rester dans l'urètre ni dans la vessie. La plaie fut suturée et guérit rapidement.

Le malade, très faible et en proie à une forte fièvre, subit sans trop de douleurs ces diverses opérations, dont il a gardé un souvenir assez confus. Il se rappelle pourtant que l'extraction de ces deux morceaux de sonde ne l'avait pas entièrement soulagé et que quelque chose lui semblait demeurer encore là-bas, au fond du canal. Puis, peu à peu les accidents péritonéaux s'amendèrent, le ventre redevint indolent, la température tomba à la normale, l'appétit et les forces reparurent. La guérison s'annonçait. Il allait être enfin permis de quitter le lit, de marcher, de travailler... Cette espérance ne devait pas être sitôt réalisée.

Dès le premier jour que le malade voulut se lever, il éprouva au périnée une sensation de pesanteur pénible qui provoquait l'envie d'uriner. Bientôt, sous l'influence de la marche, les urines devinrent plus troubles, les besoins de pisser plus rapprochés. Le moindre travail fut impossible, tant la miction, par la fatigue, était fréquente et douloureuse. Seule, la nuit donnait un peu de répit au malade. Enfin, il fallut garder complètement le lit. A cette condition la souffrance était évitée. La perte de l'appétit, l'amaigrissement, des palpitations de cœur arrivèrent à la suite. Sans aucun doute, un morceau de sonde devait être resté dans la vessie. C'est pour en être débarrassé que, sur les conseils de son médecin, il vint se confier à mes soins, cinquante jours après l'accident du cathétérisme.

Petit, maigre, pâle, cet homme rend à tout instant des urines sales et épaisses. Couché, il est assez bien; debout ou s'il marche, il est pris de douleurs dans le bas-ventre et au fondement. D'après lui, un bout de sonde de plusieurs centimètres a été laissé dans sa vessie. Quant à son histoire, il devait me la conter en détail plus tard, une fois guéri. Pour le moment, il ne sait me dire qu'une chose, qu'il souffre, qu'il veut être soulagé au plus vite. Interrogé par moi sur le volume de sa sonde, il retire d'une filière de sondes en gomme placée sur ma table l'une d'entre elles, répondant au nº 15. Puis, il se déshabille, s'étend sur le lit d'exploration, prêt à subir n'importe quelle opération.

Croyant, sur ces données, avoir affaire à une sonde en gomme élastique, pareille à celle que me montrait le malade, je me mets en demeure d'extraire par l'urètre le corps étranger. Ce corps étranger existait bien, ainsi que me l'affirmait mon confrère dans la lettre d'ailleurs très laconique que me remettait son client.

Prenant l'extracteur à bascule de Collin, je l'introduisis dans le canal après un débridement du méat qui

donna lieu à un écoulement sanguin assez abondant-
L'instrument chemina ensuite jusqu'à la portion péri.
néo-bulbaire qu'il ne put dépasser. Je sentais qu'en ce
point la paroi urétrale se laissait déprimer, refouler,
peut-être même déchirer sous la pression du métal,
mais il m'était impossible de franchir le sphincter membraneux. Une notable hémorragie veineuse suivit le
retrait de l'instrument que je remplaçai par un petit
lithotriteur. Celui-ci arriva facilement jusqu'au corps
étranger, le heurta en travers et le saisit au premier
rapprochement des mors. L'attirant à moi, je provoquai
chez le patient une vive douleur qui n'arrêta point mon
effort et je ramenai au dehors l'extrémité profonde de
mon instrument. A ma grande surprise, il ne m'appor-
tait qu'un petit morceau de sonde rouge, d'un centimètre environ de longueur, incrusté de sels calcaires.
Ce ne devait être là qu'une très minime partie du corps
étranger vésical dont le lithotriteur venait de la séparer.

Je regrettai vivement alors de n'avoir pas su plus tôt
qu'il s'agissait d'une sonde de cette nature. J'aurais
épargné au malade d'inutiles souffrances, en procédant
tout de suite à la taille hypogastrique, qui fut décidée
pour le surlendemain matin, 18 septembre.

Un bain savonneux fut ordonné, une fois le pubis
bien rasé. Un lavement évacuateur fut pris, ainsi que
1 gramme de sulfate de quinine, quelques heures avant
l'opération, que je pratiquai avec l'aide de mes excellents confrères, MM. Fourquet, Pommepy et Duclos.

Bassin relevé par un coussin de sable placé sous le
siège. Nettoyage complet des régions hypogastrique,
pubienne, inguino-scrotale et périnéale au savon, à
l'éther, au sublimé. Lavage du canal et de la vessie à la
solution chaude de nitrate d'argent à 2 %₀. Sonde mé-

tallique à robinet et ballon de Petersen sont mis en place, l'une dans la vessie, l'autre dans le rectum. Par la première, j'injecte 230 grammes de solution boriquée tiède; dans le second, je pousse 260 grammes du même liquide. Des serviettes trempées dans la liqueur de Van Swieten chaude recouvrent la base de la poitrine, les flancs, les cuisses, les organes génitaux. Seul reste à découvert le milieu de l'hypogastre.

Une fois l'anesthésie complète, je fais sur la ligne médiane l'incision verticale classique, commençant en haut au milieu de l'espace ombilico-pubien et finissant en bas sur la racine de la verge. La maigreur du sujet me permet d'arriver rapidement, après pincement de quelques petits vaisseaux, sur la ligne blanche que je sectionne entre les deux droits sur la sonde cannelée. Je découvre la graisse jaune sous-péritonéale. Après avoir incisé très bas le fascia transversalis, je refoule en haut, à l'aide de mon indicateur gauche recourbé en crochet, la graisse et le cul-de-sac péritonéal. Le globe vésical apparaît, d'aspect grisâtre, entre les lèvres de la plaie que récline de chaque côté un écarteur. Je sens avec le doigt le bec de la sonde métallique placée dans la vessie. Retirant mon index gauche qui refoulait et protégeait le cul-de-sac péritonéal relevé sans être vu, je le remplace par un petit écarteur mousse, pour garder à ma disposition l'entière liberté de mes deux mains. Je baigne tout le champ opératoire avec la solution argentique chaude, puis, de chaque côté et tout près de la ligne médiane, je traverse la paroi vésicale d'une fine aiguille armée d'un fil de soie. J'obtiens ainsi deux anses, l'une droite, l'autre gauche, que je confie à l'aide jusqu'ici chargé d'écarter les lèvres de la plaie abdominale. Abandonnant ces écarteurs devenus inutiles, l'aide attire en avant les anses de soie entre lesquelles j'incise de haut en bas la vessie, dans une étendue de trois centimètres.

La sonde urétrale est retirée et, dans la cavité vésicale bien ouverte sous mes yeux, je vois et je saisis deux bouts de sonde que je retire aisément avec le doigt. La muqueuse, un peu congestionnée, est inspectée dans tous ses points et lavée au nitrate d'argent. Les tubes de Périer-Guyon sont mis en place et assujettis par un fil d'argent à la vessie, aux muscles et aux téguments de l'abdomen. J'enlève les anses de soie. Je lie au fin catgut deux artérioles sous-cutanées et une veine assez volumineuse qui rampait transversalement au-dessus du pubis. Puis, je suture le plan musculo-aponévrotique au catgut, la peau au crin de Florence. Lavage des téguments au sublimé. Essai des tubes vésicaux, qui fonctionnent à merveille et que je vais laisser constamment ouverts dans un urinoir phéniqué. Pansement à la vaseline iodoformée recouverte de gaze antiseptique, sur laquelle j'applique une abondante couche d'ouate sublimée maintenue par un bandage de corps. L'opéré est rapporté dans son lit cinquante minutes après le commencement de l'anesthésie.

Du 18 au 28 septembre. — Tout a marché régulièrement. Température normale, fonctionnement parfait des tubes qui laissent passer toute l'urine.

Le 29. — Le pansement défait montre que la plaie est entièrement réunie. Les points de suture sont enlevés, ainsi que les tubes de Périer, dont l'extrémité vésicale ne présente aucune trace d'incrustation. N'ayant pas à ce moment de sonde de Malécot à ma disposition, je passe dans l'urètre une sonde rouge n° 16 que j'assujettis avec la muselière. Même pansement qu'après

l'opération et petit tampon compressif de gaze iodoformée sur la plaie hypogastrique.

Le 30. — Le malade dit avoir, en se retournant dans
son lit, senti l'urine passer par la plaie. Le pansement
est, en effet, souillé et au-dessus du pubis émerge le
bout vésical de la sonde urétrale, trop profondément
enfoncée. Je remets les choses en état et réapplique le
pansement.

Le 3 octobre. — Pour épargner à l'opéré l'ennui de
sa muselière, je retire la sonde de Nélaton que je vais
remplacer par une sonde de Malécot. Mais celle-ci ne
peut être introduite. Elle s'arrête au cul-de-sac bulbaire
où vient butter son extrémité maintenue rigide par le
mandrin qui la pousse. Mon insistance n'aboutissant
qu'à faire souffrir le malade et saigner le canal, je
retire l'instrument. Rien ne pouvant à ce moment être
introduit par l'urètre, je me contente de mettre en place,
par la plaie sus-pubienne, une sonde de Malécot. Elle
s'y maintient très bien et ramène toute l'urine vésicale
dans un urinoir intercrural, où je maintiens béante son
extrémité périphérique. A elle seule, cette sonde fonc-
tionne tout aussi bien que les tubes de Périer, dont elle
occupe maintenant la place.

Le 5. — Ne voulant laisser persister indéfiniment le
drainage hypogastrique de la vessie, j'essaie encore de
passer une sonde par l'urètre, manœuvre bien inutile.
Le cathétérisme rétrograde, tenté à l'aveuglette par
l'étroite plaie sus-pubienne, n'est pas plus efficace. Je
dois remettre dans cette plaie la sonde de Malécot.

Du 5 au 10. — Je réitère à jour passé mes essais de
cathétérisme, mais sans aucun résultat. Dans cette
situation, je songe à la nécessité de pratiquer l'urétrotomie externe pour rechercher et franchir la portion du

canal devant laquelle s'arrête, impuissante à la pénétrer, l'extrémité de ma sonde.

Le 11. — Dans l'espoir d'éviter ce cul-de-sac où vient se loger le bout des sondes employées jusqu'ici, je prends une sonde à béquille n° 18. Celle-ci pourra peut-être passer au-dessus de la dépression sans s'y engager. C'est en effet ce qui arrive. Assez heureux cette fois pour entrer dans la vessie, je laisse cette sonde à demeure et la fixe au prépuce par six cordages de coton collodionné. La plaie hypogastrique, désormais débarrassée de tout corps étranger, va maintenant marcher rapidement vers la cicatrisation.

Le 20. — La sonde urétrale est retirée. La fistule sus-pubienne est fermée. Le malade urine très bien et exclusivement par son méat.

Le 25. — La plaie opératoire est définitivement guérie.

Le 29. — Le malade, gras et frais, revient enchanté dans son pays.

Corps étrangers. — Les deux morceaux de sonde extraits sont, comme on peut le voir sur les pièces mêmes ou d'après le dessin ci-contre, entourés de sels calcaires. Ces phosphates ammoniaco-magnésiens ne forment pas seulement un cylindre périphérique qui engaine la sonde. Ils lui forment aussi un cylindre central. Tous les points de la sonde restés en contact avec l'urine ont été frappés d'incrustation. Ces concrétions eussent par la suite augmenté progressivement de volume et donné naissance à un calcul dont le corps étranger actuel eût formé ultérieurement le noyau central. D'abord unique, le fragment de sonde a été rompu par mon lithotriteur qui en a fait deux morceaux. L'un a trois centimètres de long, l'autre deux centimètres.

FRAGMENTS DE SONDE ÉGARÉS DANS LA VESSIE

(Dr E. LOUMEAU)

Fig. I

Fig. II

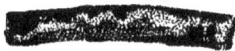

Pl II

En ayant retiré moi-même par l'urètre un petit segment
d'un centimètre, l'on peut voir que le corps étranger primitif mesurait six centimètres dans sa totalité. *(Pl. II.)*

Le fait que je viens de rapporter paraîtra peut-être
vulgaire. Il n'est pas à coup sûr de traits bien saillants
à détacher de cette observation. Pourtant, certains
enseignements en découlent que je voudrais relever en
quelques lignes.

L'on ne saurait trop se défier de la qualité des
sondes de caoutchouc fabriquées depuis longtemps.
Conservées dans un endroit très sec, elles finissent,
sans même avoir jamais servi, par devenir cassantes.
Cet inconvénient existe bien plus encore avec les
sondes rouges auxquelles on a fait subir, à leur
extrémité vésicale, une incurvation fixe. Le moindre
effort de redressement exercé sur la courbure de
celles-ci, la plus petite traction pratiquée sur les
sondes droites peut suffire à les fragmenter par seg-
ments. C'est là l'accident survenu chez notre malade
et dont est responsable la qualité de l'instrument et
non pas le chirurgien. Cette rupture s'est produite
d'abord par simple tiraillement et a permis de détacher la moitié environ de la sonde. L'autre moitié,
celle restée dans les profondeurs du conduit urétro-
vésical, s'est ensuite rompue sous l'influence des manœuvres d'expression exercées autour de la verge.
Aussi, a-t-on pu assister à la production d'un fait très
singulier, l'extraction par l'incision urétrale du fragment profond, l'abandon dans le canal du fragment
intermédiaire méconnu. Celui-ci, passé inaperçu, a

dû cheminer ultérieurement vers la vessie, comme cela s'observe d'habitude.

Quant au mécanisme qui préside à cette progression d'avant en arrière, il est, chacun le sait, diversement interprété. Sans vouloir rééditer ici les théories multiples proposées pour expliquer le fait, nous nous contenterons de rappeler les deux principales. Foucher et Granjux accusent la rétraction de la verge consécutive à l'érection d'entraîner le corps étranger vers la vessie, à peu près comme le pharynx escamote le bol alimentaire pendant le second temps de la déglutition. De son côté, Le Dentu fait jouer le rôle principal aux tiraillements pratiqués sur la verge et qui refoulent en arrière le corps étranger par suite de l'allongement et du raccourcissement alternatifs qu'ils produisent.

Érection et tiraillements font ainsi suffisamment comprendre la progression des corps étrangers dans l'urètre antérieur. Une fois parvenus dans l'urètre postérieur, ils sont poussés vers la vessie par le jeu de l'appareil musculaire qui fait rentrer l'urine dans ce réservoir quand on résiste à un besoin violent et qui y pousse les liquides déposés avec l'instillateur derrière le sphincter membraneux [1].

Quoi qu'il en soit de la théorie, il est au moins bizarre de voir les deux bouts extrêmes de la sonde, le bout périphérique et le bout vésical, retirés par le chirurgien et le fragment intermédiaire aller s'égarer ainsi dans la vessie.

Un autre point que je veux rappeler, mais sans y

[1] Hache. *Dictionnaire encyclopédique,* art. *Corps étrangers de la vessie.*

insister, est relatif à la rapide incrustation de ce fragment. C'est d'ailleurs un fait à peu près constant qui
ne se trouve démenti qu'avec certaines substances
privilégiées. Telle la gutta-percha qui, d'après Civiale,
se montre absolument réfractaire à l'action de l'urine.
Tels encore les dix petits pois extraits par Le Dentu
de la vessie d'un enfant de neuf ans ét qui, après trois
semaines de séjour intra-vésical, étaient encore parfaitement intacts. A part ces très rares exceptions, les
matériaux constitutifs de l'urine se déposent promptement sur les corps étrangers de la vessie. C'est là la
règle, notre observation vient une fois de plus la confirmer.

Quant aux manœuvres opératoires faites par moi
pour retirer cette sonde, je me suis déjà accusé des
tentatives inutiles d'extraction par l'urètre qui ont précédé la cystotomie. J'ai eu le tort de ne pas me faire
renseigner, tout d'abord, sur la nature exacte de la
sonde. Beaucoup plus que son calibre, elle importait
au choix de l'opération. J'ai pensé avoir affaire à une
sonde en gomme et j'ai espéré la retirer par l'extracteur à bascule de Collin, instrument à coup sûr très
ingénieux, mais beaucoup trop volumineux pour le
canal de mon malade. Mieux informé et sachant qu'il
s'agissait d'une sonde rouge, de fragmentation trop
facile, j'aurais immédiatement proposé la taille.

Le lithotriteur qui m'a fait connaître la nature du
corps étranger, m'a également édifié sur sa position
dans la vessie. En arrivant perpendiculairement sur
lui, en le saisissant en son milieu, il m'a montré que
le fragment de sonde était couché transversalement

sur le plancher vésical. C'est d'ailleurs la situation assignée par Henriet ([1]) et Guyon ([2]) aux corps longs de six à huit centimètres, contenus dans une vessie vide ou peu remplie. Confirmer ce point doctrinal, voilà tout le bénéfice que m'a procuré ma tentative, à d'autres égards parfaitement superflue.

Tailler d'emblée, telle était ici l'indication évidente. Elle s'imposait, vu la nature du corps étranger qui, seule en pareille circonstance, doit dicter sa conduite au chirurgien. A ce sujet, les règles sont nettement établies ; je tiens à les rappeler en terminant.

Quand un corps étranger *allongé* a été *récemment* introduit par l'urètre dans la vessie, chez l'homme, plusieurs cas peuvent se présenter :

1° Si le *corps est mousse et susceptible d'être plié* (fine bougie conductrice, épingle à cheveux), on l'abordera par les voies naturelles à l'aide d'un crochet spécial, du plicateur de Leroy d'Etiolles ou de Mercier, ou bien d'un petit lithotriteur à mors plats ;

2° Le *corps est-il mousse, mais non susceptible d'être plié* (fragment de sonde en gomme, bout de crayon, tige de bois, etc.), le redresseur de Collin sera alors indiqué, toujours par l'urètre, soit que cet instrument ramène le corps étranger dans sa totalité, soit qu'il le retire morceau par morceau, une fois sectionné par le sécateur de Caudmont ;

3° Dans une troisième variété de cas, comprenant les *corps pulvérisables*, un tuyau de pipe en terre, par exemple, la lithotritie doit intervenir et avec succès ;

[1] Henriet. *Ann. génito-urin.*, avril 1884.
[2] Guyon. *Cliniques*, 1885, p. 785.

4º Enfin, en présence de *corps cassables non pulvé-risables,* de *corps trop acérés* ou de ceux appartenant aux précédentes variétés, mais que n'ont pu extraire les moyens déjà signalés, les manœuvres urétrales ne sont plus de mise. A cette catégorie, dans laquelle rentre la sonde rouge incrustée et cassante qui fait l'objet de ce travail, s'applique la taille et, disons-le bien vite, la taille hypogastrique.

C'est cette opération que j'ai pratiquée en dernier ressort à mon malade. C'est par elle que je devais commencer. Admirable de simplicité et d'innocuité, elle s'impose actuellement au chirurgien qu'une indication pressante n'oblige pas à suivre la voie périnéale.

XIV

Incontinence nocturne d'urine et Phimosis (¹).

L'*incontinence nocturne d'urine* ou *incontinence d'urine dite essentielle* n'est pas une maladie définie, toujours semblable à elle-même. Ce n'est qu'un symptôme dont les causes sont variables, comme aussi le traitement applicable à chaque forme clinique. Tuffier, dans le très intéressant chapitre du nouveau *Traité de Chirurgie* qu'il consacre à cette affection, décrit séparément cinq types d'incontinents. Chacun d'eux a une étiologie particulière et revêt des caractères différentiels qui le séparent des types voisins. Chacun d'eux, enfin, est justiciable d'une médication spéciale répondant aux indications causales qui lui correspondent. Ces variétés d'incontinence sont les suivantes :

1° *Incontinence d'urine essentielle d'origine psychopathique* (théorie de J.-L. Petit);

2° *Incontinence d'urine essentielle par irritabilité vésicale* (théorie de Trousseau);

3° *Incontinence d'urine essentielle par défaut de contractilité du sphincter urétral* (théorie de Guyon) *ou par anesthésie urétrale;*

4° *Incontinence d'urine essentielle par paralysie de la vessie et du sphincter urétral;*

_____

(¹) *Ann. de la Policlin. de Bordeaux*, n° 12, janvier 1893.

5° *Incontinence d'urine d'origine épileptique.*

De ces cinq types, je ne retiendrai que le second, celui relatif à l'*incontinence d'urine par irritabilité vésicale.* C'est à lui que se rattache l'incontinence produite par le phimosis, la seule que je veuille envisager ici.

Ce type d'incontinence, dit Tuffier, est caractérisé à la fois par la miction involontaire nocturne sous forme de larges évacuations et par des mictions diurnes fréquentes et impérieuses.

L'irritabilité vésicale qui lui donne naissance tient à des causes très nombreuses qu'on peut répartir en trois groupes :

1° Les irritations périphériques qui déterminent des réflexes vésicaux exagérés (phimosis, atrésie du méat, hypospadias, oxyures, hémorroïdes, fissures, etc.);

2° L'excitabilité réflexe exagérée de la moelle;

3° Cette action étrange, si bien étudiée par Mosso et Pellacani([1]), que les phénomènes psychologiques, surtout s'ils se rapportent à la vessie, peuvent exercer sur cet organe.

A ce dernier point de vue, ce type se rallie au type *incontinence d'origine psychopathique,* avec cette différence qu'ici les préoccupations mictionnelles, au lieu d'être purement nocturnes, persistent pendant le jour' et produisent la pollakiurie diurne.

Parmi les causes d'irritation périphérique susceptibles d'engendrer l'incontinence essentielle d'urine, le phimosis doit être placé au premier rang. Soit par

([1]) *Archives italiennes de Biologie,* 1882.

le smegma préputial qui si souvent le complique, soit sous la simple influence du frottement qui s'exerce, de son fait, entre le prépuce et le gland, une excitation centripète se produit. Le nerf dorsal de la verge la conduit à la moelle d'où elle revient, transformée en incitation centrifuge, activer la fibre musculaire de la vessie. Dès lors, arrive l'effort expulsif du réservoir vésical qui, fréquemment sollicité, détermine de fréquents besoins d'uriner. Cette pollakiurie est aussi bien diurne que nocturne chez les phimosiques incontinents.

Mais pourquoi l'incontinence est-elle surtout nocturne? C'est que dans l'état de veille, dit Tagnard [1], la volonté peut imposer un frein à la contraction des fibres du corps de la vessie, en faisant contracter celles qui constituent le sphincter vésical, tandis que pendant le sommeil la contraction des premières s'exerce librement et détermine alors l'expulsion de l'urine.

Quoi qu'il en soit de la théorie, l'incontinence d'urine est un des troubles nerveux qui peuvent compliquer le phimosis. Elle est, en certains cas, si étroitement liée à cette malformation pénienne que la circoncision supprime du même coup et l'excès de développement du prépuce et le désordre de la miction. Il n'est pas d'argument plus frappant à produire à l'appui du rôle pathogénique du phimosis que le résultat de cette opération : *naturam morborum ostendunt curationes.*

---

[1] Tagnard. *Considérations sur le traitement de l'incontinence nocturne d'urine à propos de quelques cas guéris par la circoncision.* Thèse de Montpellier, 1872.

Le fait paraît avoir été signalé pour la première fois par Trousseau (¹).

Il s'agissait d'un jeune homme de dix-sept ans, ayant à la fois un phimosis, de l'incontinence d'urine et des pollutions nocturnes. Réfractaire à la belladone, au sulfate de strychnine, à la résine de mastic, la maladie guérit par la circoncision que pratiqua le professeur Jobert.

Après l'observation de Trousseau, parurent celles de Forné, médecin de la marine, prises de 1868 à 1872 et qui inspirèrent la thèse de Tagnard en 1872. Sur les sept malades atteints d'incontinence nocturne d'urine et de phimosis que Forné opéra de la circoncision, cinq furent guéris de leurs accidents urinaires.

D'autres faits vinrent par la suite témoigner dans le même sens, notamment ceux rapportés en 1887 par un interne de Lyon, M. Désir de Fortunet. Chez quatre jeunes malades atteints de phimosis et d'incontinence d'urine, l'excision du prépuce, pratiquée par le professeur Poncet, suffit à guérir l'incontinence (²).

Actuellement, l'influence du phimosis sur certains cas d'incontinence d'urine est admise par la plupart des auteurs. Sans parler de Trousseau, Forné, Tagnard, de Fortunet, Tuffier, que j'ai déjà cités, nous trouvons la possibilité de ce mécanisme pathogénique acceptée par Bouisson (³), Beard (de New-York) (⁴),

(¹) Trousseau. *Bull. gén. de Thérap.*, t. LVIII ; *Gaz. hôpit.*, janvier 1860; *Clin. méd.*, II, 4ᵉ édit., 1873, p. 759.

(²) *Lyon médical*, 18 septembre 1887.

(³) Bouisson. Art. *Circoncision* in *Dict. encyclopédique*, 1875.

(⁴) Beard. Phimosis as a cause of nervous symptoms (*J. of amer. med. Assoc.*, 1880).

André Boursier ([1]), Follin et Duplay ([2]), Schwartz ([3]), Berger ([4]).

Au contraire, E. Mathieu écrit en 1888, dans son article *Phimosis* du *Dictionnaire encyclopédique* : « Une relation de cause à effet entre les deux affections nous semble bien difficile à admettre. » Vers la même époque, Gauillard, dans sa thèse inaugurale ([5]), omet de signaler l'incontinence d'urine parmi les complications du phimosis. Le même silence sur ce point d'étiologie est gardé par R. Harrison ([6]), M. Hache ([7]), J. Chauvel ([8]), dans leurs récents articles sur l'*incontinence d'urine*.

En dépit de ces omissions ou de ces dissidences et malgré la rareté des observations démonstratives publiées sur la question, nous acceptons pleinement le lien pathogénique qui parfois rattache au phimosis l'incontinence nocturne d'urine. Cette conviction nous est suggérée par deux cas personnels très probants. Dans l'un et l'autre, il s'agit d'incontinence urinaire compliquant un phimosis congénital et guérie par la circoncision. Mais le dernier observé est de date trop récente pour offrir une garantie suffisante de guérison

([1]) André Boursier. *Leçons de Clinique chirurgicale,* 1887, p. 228.

([2]) Follin et Duplay. *Path. ext.,* VII, 1888, p. 454.

([3]) Schwartz. *Encycl. internat. de Chir.,* VII, 1888, p. 427.

([4]) E. Berger. *Sur des accidents peu connus du phimosis congénital.* Th. Paris, 1890.

([5]) Gauillard. *Contribution à l'étude des complications du phimosis,* etc. Thèse de Paris, 1888.

([6]) R. Harrison. Art. *Incontinence d'urine,* in *Encycl. internat. de Chir.,* VII, 1888.

([7]) M. Hache. Art. *Incontinence d'urine essentielle,* in *Vessie, Dict. encycl.,* 1889.

([8]) J. Chauvel. Art. *Incontinence d'urine,* in *Dict. encycl.,* 1889.

définitive. Nous le publierons ultérieurement. Le premier, beaucoup plus ancien, vient corroborer, d'une
manière indiscutable, les données acquises par Trousseau, Forné, etc.

A ce titre, il nous a paru utile de le publier. Aussi
bien, il vient confirmer certains détails cliniques ratta-
chés par les auteurs, Tuffier entre autres, aux incon-
tinences par irritation vésicale. Je veux parler de la
pollakiurie diurne associée, en pareils cas, aux émis-
sions involontaires d'urine de la nuit.

OBSERVATION.

Incontinence nocturne d'urine chez un garçon de quinze
ans atteint de phimosis congénital — Guérison immédiate
et définitive par la circoncision.

N..., cordonnier, âgé de quinze ans, m'est conduit
par sa mère, fin novembre 1891, pour une incontinence
nocturne d'urine qui existe depuis sa naissance.

C'est un garçon maigre, peu développé, pâle et triste,
comme le sont beaucoup de ses pareils. Jusqu'à ce jour,
l'on a tout tenté : médecins, pharmaciens, charlatans et
commères ont vainement épuisé sur lui leurs efforts
thérapeutiques. La ligature du prépuce au-devant du
méat a elle-même été essayée sans résultat. En désespoir
de cause, on se décide à venir aujourd'hui à Bordeaux,
du fond de la Charente, pour trouver peut-être, sinon
la guérison, du moins un peu d'atténuation à cette
dégoûtante infirmité.

Comme antécédents héréditaires, je relève quelques
détails intéressants. Le père de ce garçon est mort fou
à quarante-cinq ans. Sa mère, bien portante, est vive et

nerveuse. A son air sec et peu aimable, je crois comprendre qu'elle a dû faire payer cher à son fils le désagrément et l'opiniâtreté désespérante de sa maladie. Elle a encore deux autres enfants : un fils âgé de onze ans, qui a pissé au lit jusqu'à cinq ans et n'avait pas de phimosis; une fille de neuf ans qui n'a jamais rien présenté de semblable et jouit d'une santé excellente. Du côté des ascendants, je note une tante paternelle, âgée de trente-sept ans, qui a un pied bot dont le début remonte, paraît-il, à l'âge de trois ans : évidemment un pied bot paralytique.

Personnellement, le malade n'a de sa vie eu d'autre affection que celle qui l'amène et sur laquelle il s'explique avec beaucoup de clarté.

Depuis qu'il est né, il a pissé au lit toutes les nuits et cela sans s'en apercevoir. C'est le matin, au réveil, qu'il se trouve inondé dans un bain d'urine. L'évacuation nocturne doit suivre de près le commencement du sommeil, car la mère ne l'a jamais éveillé sans le trouver déjà mouillé.

Dans la journée, il a fréquemment envie, une fois environ toutes les demi-heures. S'il veut résister au besoin, une goutte s'échappe malgré son effort. Après cette goutte émise, le besoin se reproduit bientôt. Une résistance nouvelle de la part du malade est suivie de l'issue d'une nouvelle goutte d'urine. C'est ainsi que, goutte à goutte, tout le contenu vésical s'écoulerait dans le pantalon, si la volonté persistait à lutter contre l'effort de la vessie. Aussi le pauvre garçon a-t-il depuis longtemps renoncé à soutenir une résistance bien inutile. Chaque besoin est immédiatement satisfait et la miction fournit chaque fois une minime quantité de liquide.

Faisant déshabiller le malade, je découvre une verge grêle et allongée, sur laquelle ont été exercées des manœuvres de toute sorte dans le but d'obvier aux abondantes évacuations de la nuit. Le prépuce, démesurément développé, flotte au-devant du gland dans une étendue de deux centimètres. Il forme là un prolongement cylindrique dont l'orifice plissé est accidenté de petites érosions. Ce phimosis hypertrophique existe depuis la naissance, il est congénital. Je puis aisément le réduire et découvrir la couronne balanique qui est rouge et congestionnée, comme tout le reste du gland. Elle sent fortement l'urine, mais ne renferme aucune trace de smegma.

Le malade, invité à uriner devant nous, rend sans effort une cinquantaine de grammes de liquide clair, d'aspect normal. C'est à peu près la quantité qu'il émet le jour, à chaque miction.

Pas d'onanisme; aucun phénomène épileptique : ni crises, ni absences, ni vertiges.

Immédiatement, je songe à la possibilité d'une relation de cause à effet entre le phimosis et les troubles urinaires de mon malade. Dans ce cas, il me semble se produire un phénomène réflexe dont le point de départ est le frottement balano-préputial et la conséquence une irritation vésicale constante, se traduisant la nuit par l'incontinence, le jour par la pollakiurie.

Pour tout traitement, je propose la circoncision. Il m'est répondu qu'avant de se décider on a besoin de réfléchir quelques jours.

Je ne comptais plus guère revoir ce malade quand, une semaine après, il vint se mettre à ma disposition pour subir l'opération annoncée.

Je la pratiquai le 1er décembre, sous le chloroforme,

après nettoyage minutieux au savon, à l'éther, au sublimé, du champ opératoire et des régions avoisinantes.
Je fendis aux ciseaux le dos du prépuce depuis son
extrémité libre jusqu'à la base du gland et j'excisai
ensuite les deux oreilles latérales ainsi obtenues. Je ne
touchai pas au filet : long et souple, il pouvait être
conservé intact. Après une douce compression à l'ouate
sublimée, les surfaces cruentées ne présentent plus
aucun suintement sanguinolent. Je suture alors au fin
catgut les lèvres muqueuse et cutanée bien exactement
affrontées. Pour tout pansement, j'applique une épaisse
couche de vaseline saturée d'iodoforme sur la plaie
linéaire ainsi suturée. Le gland, largement découvert,
est saupoudré de sous-nitrate de bismuth. L'organe dans
son entier est maintenu relevé sur un coussin ouaté
assujéti au-dessus de la racine des cuisses par un morceau de carton et recouvert d'une compresse boriquée
constamment humide.

Le 6 décembre, la plaie est réunie.

Le 8, j'enlève les points de suture. La cicatrisation
est complète et solide.

*Depuis le jour de l'opération, le malade n'a pas une seule
fois pissé au lit.* Des nouvelles reçues le 15 décembre
dernier, plus d'un an après la circoncision, m'appren-
nent que la guérison ne s'est pas démentie.

Chaque nuit, si le besoin d'uriner se fait sentir, le
malade s'éveille et donne volontairement issue au contenu de sa vessie. Maintenant aucune goutte d'urine ne
sort du méat contre sa volonté. Les besoins nocturnes
furent pendant plusieurs mois assez fréquents, deux à
trois fois en moyenne. Il est rare aujourd'hui que le
malade se lève plus d'une fois. Souvent même il arrive
que la miction n'est pas effectuée du soir au matin.

Quant à la *pollakiurie diurne*, elle s'est elle-même rapidement amendée après l'excision du prépuce. Pendant un mois, l'envie de pisser se faisait sentir toutes les heures et demie ou toutes les deux heures. Par la suite, elle n'apparut que plus rarement; aujourd'hui le malade n'urine guère que trois à quatre fois par jour. Il se retient facilement et peut ajourner, sans perdre la moindre goutte, la satisfaction de ses besoins.

Ce fait clinique, que je ne veux compliquer d'aucun commentaire, a une éloquence qui n'échappera à personne. Chez un sujet qui compte des nerveux parmi ses ascendants ou collatéraux, un trouble nerveux (incontinence nocturne d'urine, pollakiurie diurne) est constaté en même temps qu'un phimosis susceptible d'irriter constamment la muqueuse du gland. La circoncision est pratiquée, qui guérit aussitôt et pour toujours les accidents urinaires. Il n'est pas possible en pareil cas d'imputer ces derniers à autre chose qu'à la malformation du prépuce.

De cette observation, ajoutée à celles déjà connues, il est, je crois, permis de tirer une conclusion pratique, celle proposée par Tagnard, à la fin de sa thèse.

L'une des causes, jusqu'ici peu étudiée, de l'incontinence nocturne d'urine est la longueur exagérée du prépuce.

Le phimosis agit alors soit par les produits sébacés qu'il détermine, soit par le frottement qui en résulte entre le prépuce et le gland.

Le mécanisme de cette complication s'explique par la théorie de l'action réflexe que favorisent les connexions intimes existant entre les nerfs de la vessie et ceux de la région préputio-glandulaire.

Le meilleur traitement à employer dans les cas de cet ordre est la circoncision.

Cette opération ne saurait sans doute convenir à tous les cas. Mais toutes les fois que le phimosis peut être invoqué comme cause de l'incontinence, il n'y a pas d'autre traitement à employer.

Plus radical que Tagnard, je dirai : *la circoncision doit être proposée d'emblée à tout sujet atteint à la fois de phimosis et d'incontinence essentielle d'urine.*

———

XV

Lithotritie à sec chez un vieux prostatique à vessie irritable — Guérison ([1]).

La lithotritie moderne est avec raison regardée comme le traitement de choix des calculs vésicaux. Elle guérit vite et simplement les malades qu'une circonstance particulière ne rend pas justiciables de la cystotomie. Cette dernière ne doit être qu'une opération de nécessité. Elle ne vit plus, dit Bouilly, que des contre-indications de la lithotritie. De là, pourtant, à prétendre que la lithotritie, dont la gravité est moindre assurément, soit absolument inoffensive, il y a loin. Des cas ont dû se produire, que l'on a omis de faire connaître, où la lithotritie, même en des mains habiles, a déterminé des accidents graves, notamment une déchirure mortelle de la vessie. Ces faits, cependant, auraient un grand intérêt à être publiés. Ils rendraient plus grandes les précautions du chirurgien et plus prudentes les mains armées du lithotriteur.

C'est surtout chez les prostatiques à vessie cloisonnée et irritable que les manœuvres de broiement doivent être conduites avec une sage réserve. Une colonne vésicale peut à chaque instant en imposer pour un fragment calculeux et exposer à la terrible blessure.

([1]) *Annales de la Policlinique de Bordeaux,* n° 12, janvier 1893.

Récemment, il nous a été donné d'opérer par la lithotritie un vieux malade présentant ces conditions défavorables. Les difficultés présentées chez lui par le broiement de la pierre nous ont semblé donner quelque valeur à son observation.

OBSERVATION.

A... (Guillaume), de Bègles, soixante-quatorze ans, ancien forgeron, se présente le 4 juillet dernier, à notre Clinique pour une gêne douloureuse de la miction dont le début remonte à trois ans environ.

Jusqu'à cette époque, ce vieillard, vert encore d'allure et de santé, n'avait jamais été malade ou du moins n'avait jamais été arrêté. Une surdité légère, due sans doute à une rupture du tympan et survenue dans sa jeunesse par le bruit étourdissant des enclumes; deux hernies inguinales apparues de bonne heure sous l'influence des efforts professionnels : c'est là tout son bilan pathologique. Mais aucun accident urinaire, pas la moindre blennorragie. Sobre, laborieux et rangé, il n'a fait d'autre excès que celui de la pêche à la ligne et a pu conserver intactes, jusqu'à l'âge de soixante-onze ans, les fonctions de son urètre et de sa vessie.

C'est alors seulement qu'éclatent les troubles pour lesquels il vient me consulter.

Le besoin de pisser est devenu de plus en plus fréquent le jour et surtout la nuit. Les urines, ordinairement claires, présentent parfois un épais brouillard de purulence et, à d'autres moments, sont complètement sanglantes. C'est alors du sang pur, dit-il, qui s'échappe de sa vessie. A ce moment, la gêne de la défécation apparaît et rend très douloureuse l'introduction dans le rectum d'une canule à lavement. Après la miction, le besoin n'est pas entièrement satisfait. Il semble toujours au malade qu'une certaine quantité d'urine reste encore à évacuer.

Au moment où je le vois pour la première fois, l'exposé des troubles fonctionnels qu'il accuse, l'aspect de ses urines chargées à la fois de sang et de pus, la tuméfaction prostatique révélée par le toucher rectal, l'évacuation par une sonde à béquille du reliquat urinaire qui persiste après la miction exécutée devant nous; tout nous dicte un diagnostic facile et classique; *hypertrophie prostatique compliquée de cystite avec rétention incomplète.* C'est la deuxième période de la sclérose vésico-prostatique, sclérose qu'expliquent chez notre malade le cercle péricornéen et l'athérome sénile de tout son système artériel.

Nous conseillons simplement le régime lacté, des capsules de térébenthine, un purgatif doux une fois par semaine et la prise, matin et soir, d'un lavement d'eau chaude.

Le 8 juillet. — Les urines sont limpides, la miction indolente. Je ne touche pas au canal et je recommande la continuation du même traitement.

Du 15 juillet au 1er août.— Le malade a eu des alternatives de bien-être et de souffrance : tantôt du pus, tantôt du sang dans ses urines, tantôt une transparence parfaite de ce liquide.

Le 3 août. — Il souffre beaucoup, urine à tout instant. Après un lavage vésical à la solution boriquée chaude, j'instille dix gouttes de solution argentique à $\frac{1}{30}$ et, de même, deux fois par semaine jusqu'au 1er septembre. A ce moment tout va bien. Le malade

nous quitte, nous promettant de rester fidèle aux pres-
criptions que nous lui avons faites dès le commencement.

Le 25 novembre. — Il revient avec les mêmes phénomènes qu'au début. Cette fois, la sonde coudée, introduite pour évacuer complètement la vessie, donne une
sensation que je n'avais pas encore éprouvée. Je crois
reconnaître l'existence d'un calcul, diagnostic que devait
confirmer deux jours plus tard l'explorateur métallique.
Calcul lisse, très dur, d'acide urique. L'irritabilité très
grande de la vessie et la difficulté que j'éprouve à mobi-
liser le bec de mon instrument, m'empêchent d'apprécier les dimensions de la pierre. Avoir constaté sa
présence doit me suffire. Je me décide pour la lithotritie, en une séance, sous le chloroforme, d'accord avec
mon distingué confrère, le Dr Buisson, médecin du
malade. Avant de la pratiquer, je passe pendant quelques jours des bougies Béniqué jusqu'au n° 48.

Le 4 décembre. — Lithotritie avec le concours de
MM. Buisson, Petit et Liaras. Préalablement, ont été
pris un purgatif et un grand bain savonneux. Le matin,
lavement évacuateur, 1 gramme de quinine, désinfec-
tion soigneuse de la région opératoire et des parties
ambiantes. L'urètre est lavé, comme la vessie, à la solution argentique à 2 %o. Une injection vésicale à la solution d'acide borique à 40 %o est ensuite pratiquée, mais
ne peut être gardée par la vessie intolérante qui revient
sur elle-même et chasse son contenu. Le lithotriteur à
mors creux, correspondant au n° 24 de la filière Charrière, est introduit sans trop de difficultés. Je le sens
coiffé par les parois vésicales rétractées. Je me vois
obligé d'opérer à sec.

Le calcul n'est pas dans le bas-fond vésical où je

croyais pouvoir d'emblée le saisir. Après cinq minutes de patientes recherches, je le choque sur la paroi latérale gauche, sans doute en partie fixé là par les colonnes contractiles d'une cellule. Les mors du lithotriteur le crochent, le ramènent au milieu de la cavité vésicale et, bien sûrs de ne saisir que lui seul, le font éclater après d'énergiques efforts. Le diamètre, suivant lequel a été effectuée cette première prise est le plus grand de tous, il mesure quatre centimètres. Je recommence avec prudence mes investigations. Chaque fois le bec de l'instrument fermé frôle sur les parois vésicales des reliefs assez durs. On dirait presque des portions pierreuses. Mais ce ne sont que les colonnes musculaires contracturées de la vessie. C'est en arrière de la prostate que je vais maintenant retrouver chaque fois les fragments du calcul qui, après une quinzaine de prises, me paraît complètement broyé.

Le lithotriteur, promené quelques instants en tous les sens, ne saisit plus rien. Je le retire et mets à sa place une sonde évacuatrice à petite courbure, correspondant au n° 25 de la filière Charrière. J'y introduis la faible quantité de solution boriquée tiède que peut sans violence supporter la vessie pendant la narcose absolue et j'adapte l'aspirateur de Guyon. Il me ramène une abondante quantité de débris. Mais, devant la résistance qu'oppose la vessie à chacune de mes impulsions, je cesse l'aspiration.

Je fais ralentir la chloroformisation, voulant laisser le malade se réveiller un peu et sa vessie recouvrer la plénitude de son énergie, pour évacuer le mieux possible les débris mis en action par le lavage. L'irritabilité si grande de l'organe me paraît, en effet, commander l'emploi de la seringue à injection de préférence à l'aspirateur.

J'extrais ainsi beaucoup de sable et nombre de petits fragments très durs d'acide urique. Brassés par les contractions du muscle vésical qui se raidit contre l'arrivée saccadée du liquide injecté, ils sortent vivement par la sonde. Bientôt ils diminuent, puis cessent de paraître.

Je fais dans la vessie une injection de nitrate d'argent à 2 % et j'enlève la sonde.

Les manœuvres de broiement et d'évacuation ont duré une heure.

Dans la journée, de vives douleurs ont accompagné la miction et la sortie par l'urètre de nombreux débris calculeux. Arrêtés sans doute pendant l'opération dans quelque repli de la paroi vésicale, ils sont maintenant redevenus libres dans la cavité et gagnent l'orifice cervical. L'urine est fortement teintée de sang. Pas de fièvre.

Le 5. — Les douleurs continuent ainsi que l'issue des fragments. Mais le sang a disparu des urines au bout de vingt-quatre heures. Même apyrexie.

Le 7. — Le malade, qui n'avait pu garder au lit son bandage, a éprouvé de violentes coliques herniaires, des douleurs d'estomac, des renvois. Bandage remis, potion opiacée administrée.

Du 8 au 12. — Les choses se sont progressivement améliorées; urines normales, plus de douleurs.

Le 21. — Je fais une exploration de contrôle qui est absolument négative. La vessie est libre. Il n'y a plus trace de calcul.

Seule, reste l'hypertrophie prostatique qu'avait compliquée la présence de cette pierre, grosse environ comme une prune d'ente. Mais les phénomènes congestifs, sur la production desquels ce corps étranger devait jouer le rôle d'épine irritative, se sont notablement amendés depuis l'opération.

Je n'insisterai pas davantage sur les dangers que présentent pendant la manœuvre du broiement les saillies d'une vessie à colonnes, par le fait d'une confusion facile entre ces reliefs trompeurs et le calcul lui-même. La douceur et la prudence, la précaution, avant de broyer l'objet saisi, de le ramener toujours au milieu de la cavité vésicale pour bien s'assurer de sa complète indépendance par rapport aux parois du réservoir : voilà autant de petits points dont l'importance ne saurait échapper au chirurgien.

Quant aux signes fonctionnels de la pierre, chez mon opéré, on a vu qu'ils étaient pour ainsi dire nuls. Maintenue éloignée du col vésical par l'énorme saillie de la prostate, elle ne pouvait donner naissance aux phénomènes subjectifs ordinairement révélateurs d'un calcul. Ce calcul appartenait donc cliniquement à la catégorie des *calculs latents de la vessie.* Un cathétérisme, après bien d'autres cathétérismes négatifs, m'a par hasard un beau jour permis de le rencontrer. Les autres fois, il m'avait échappé, dissimulé probablement dans le sinus rétroprostatique ou entre deux colonnes musculaires.

De là, la nécessité, avant de formuler le diagnostic exclusif de prostatisme, même dans le cas où ce diagnostic paraît d'une très grande simplicité, de se livrer à une exploration attentive et complète de la vessie. C'est ce que j'aurais dû faire moi-même à mon premier examen. Le malade y eût gagné d'être débarrassé cinq mois plus tôt de son calcul.

XVI

De la suppression de la sonde à demeure
après l'urétrotomie interne (¹).

L'accord est à peu près unanime aujourd'hui entre tous les chirurgiens pour voir dans l'urétrotomie interne une excellente et inoffensive opération. Un côté cependant de la question reste encore à bien établir, c'est celui relatif à l'emploi de la sonde à demeure.

Faut-il ou ne faut-il pas, après l'urétrotomie interne, mettre une sonde à demeure dans l'urètre?

La plupart des chirurgiens y ont recours dans tous les cas et s'en trouvent très bien. Ils ont même tant de raisons de s'en féliciter qu'ils verront peut-être avec surprise qu'on puisse avoir l'idée de faire autrement qu'eux. A cette première et inévitable objection, je répondrai que de bons esprits ont pensé d'une manière différente et, cela, à leur grande satisfaction et pour le plus grand bien des malades.

A ceux qui pourraient trouver oiseuse et de moindre importance la discussion d'un pareil problème, je dirai qu'en chirurgie il n'y a pas de détails négligeables. Tous ont une égale valeur, car tous concourent au même but : guérir les opérés par les moyens

_____

(¹) Communication à la Société de Médecine et de Chirurgie, séance du 23 décembre 1892.

les plus inoffensifs, les plus simples, les moins douloureux.

Si je soulève cette question, à mon sens de premier
ordre, ce n'est pas, on le croira sans peine, dans
l'espoir de la trancher moi-même. Je veux seulement
rappeler les arguments mis en avant par les chirurgiens qui emploient la sonde à demeure et par ceux
qui ne l'emploient pas. Puis j'ajouterai trois faits personnels à ceux déjà publiés en faveur de la suppression
de cette sonde après l'urétrotomie, laissant à des statistiques ultérieures le soin de décider en dernier
ressort.

Exposons d'abord à grands traits l'histoire de la
sonde à demeure après l'urétrotomie interne.

Les premiers chirurgiens qui pratiquèrent la section
interne d'un urètre rétréci eurent pour préoccupation
immédiate de lutter contre l'adhésion trop rapide des
lèvres de l'incision. Pour les maintenir écartées, pour
en faciliter la cicatrisation indépendante, ils avaient
recours à des dilatateurs introduits dans le canal.
Reybard, notamment, attribuait une grande importance à l'introduction du cathéter. Elle représentait un
des temps de l'opération. Suivant lui, le dilatateur
rompt les adhérences de la muqueuse et du tissu
sous-muqueux avec les parties sous-jacentes. Il rend
ainsi l'écartement de la plaie possible et définitif.

Ces dilatateurs ne tardèrent pas à être supplantés
par l'emploi d'une sonde. Conseillée par Civiale, en
1858, puis défendue par de Saint-Germain, dans sa
thèse, en 1861, la sonde joignait à la propriété dilata-
trice des précédents instruments la facilité de rester à

demeure tout en assurant l'évacuation du contenu vésical. Elle ne fut cependant pas accueillie avec la même faveur par tous les chirurgiens.

Reybard, la jugeant irritante par son séjour prolongé, commença par la proscrire. Ainsi fit tout d'abord Maisonneuve et aussi Sédillot, dont les observations d'alors furent publiées par Gaujot, dans les *Mémoires de Médecine et de Chirurgie militaires* de 1860. Sur 11 urétrotomies pratiquées par Sédillot avant qu'il ne se servît de la sonde, l'on note 1 seul accès de fièvre, survenu le cinquième jour chez un malade qui avait gardé la sonde à demeure à cause d'une fistule. Bientôt ces chirurgiens revinrent sur leur opinion première et adoptèrent la sonde, d'accord avec les membres de la Société de Chirurgie qui prirent part aux célèbres discussions sur l'*urétrotomie interne,* soulevées en 1863 et 1865. Tous, en effet, acceptèrent la sonde à demeure, sauf Maurice Perrin qui proclama l'inutilité de cette manœuvre et de la dilatation urétrale consécutive à l'opération. Sur 14 malades opérés sans sonde à demeure, Maurice Perrin n'a constaté que 4 accès de fièvre, dont 1 seul violent, qui n'entraîna pas la mort du malade.

Gosselin, dans ses cliniques, rapporte le résultat de 35 urétrotomies internes pratiquées par lui jusqu'au 1er janvier 1873. L'opération, faite 14 fois sans sonde à demeure, de 1861 à 1863, donna lieu 10 fois à des frissons et à la fièvre. Chez les 21 malades opérés de 1863 à 1873 et pourvus d'une sonde à demeure, on nota 6 fois de la fièvre qui fut mortelle dans 1 cas.

En 1872, un interne de Lyon, élève de Laroyenne,

Garnier, présente à Paris une thèse [1] dans laquelle sont rapportées 12 observations d'urétrotomie pratiquée sans sonde à demeure. Dans toutes, la section porta sur la paroi inférieure du canal et le cathétérisme fut commencé du deuxième au quatrième jour avec une bougie n° 14. La guérison fut obtenue 9 fois sans le moindre accident post-opératoire; 2 fois avec un frisson survenu le soir de l'opération; 1 fois la mort survint au bout d'un mois, du fait de lésions rénales.

Nous arrivons, avec l'année 1876, à la thèse de Martinet qui consigne les résultats de la pratique de Guyon depuis 1867. Il conclut à la nécessité, à ses yeux indiscutable, de mettre après l'urétrotomie une sonde à demeure dans le canal, mais une *petite sonde,* qui permette à l'urine de passer facilement entre elle et la paroi urétrale. Une grosse sonde, au contraire, qui n'empêcherait pas l'urine de s'insinuer à son pourtour, au niveau du col vésical, fermerait tout passage au niveau du point rétréci. L'urine alors de faire effort entre la vessie et le rétrécissement et de s'infiltrer dans les tissus. Pourquoi, en effet, cette sonde? « On ne cherche pas, écrit Martinet, à dilater, à façonner le canal, à écarter les lèvres de l'incision qui a été faite; on met seulement une sonde qui peut protéger contre le contact de l'urine ou plutôt qui permet le repos du canal pendant les premières heures qui suivent l'opération » [2].

---

[1] Garnier. *De l'urétrotomie sans sonde à demeure,* th. Paris, 1872.
[2] Martinet. *Étude clinique sur l'urétrotomie interne,* th. Paris, 1876, p. 45.

On sait, dit Guyon, que c'est à l'élasticité si complète de la muqueuse urétrale qu'est dû l'écartement définitif des bords de la section. Il n'est pas besoin, pour que cet écartement se maintienne et que la cicatrisation de la plaie ne se fasse pas bord à bord, de maintenir mécaniquement à distance et encore moins d'écarter de force les lèvres de l'incision. L'action des fibres élastiques suffit pour que la cicatrisation s'opère en surface. C'est ainsi que se réalise l'élargissement du canal après l'urétrotomie interne. L'élasticité de la muqueuse urétrale rend bien compte de la vérité des observations de Reybard, dont cet ingénieux chirurgien a qualifié le résultat en disant « *que l'on met une pièce au canal* » ([1]).

La sonde, ouverte à ses deux bouts, est laissée un ou deux jours à demeure. Elle joue, par rapport à l'accès de fièvre, un rôle véritablement préservatif. Sur 30 opérés, scrupuleusement suivis à ce sujet par Martinet, 20 fois l'apyrexie a été complète. L'accès n'a jamais été noté le premier jour ; 9 fois, il a été observé du deuxième au troisième jour, c'est à dire immédiatement après le retrait de la sonde ; 1 fois seulement au quatrième. Quant à la dilatation consécutive, elle doit être commencée une quinzaine de jours après l'opération. En ajoutant à ces données la plus importante, celle qui consiste à sectionner l'urètre sur sa paroi supérieure, à juste titre dénommée par Guyon la *paroi chirurgicale* du canal, on a l'urétrotomie classique, telle qu'elle se pratique couramment aujourd'hui.

([1]) Guyon. *Leçons cliniques*, 1881, p. 692.

En 1886, à propos d'une communication de Le Dentu ([1]), la question de l'urétrotomie interne est à nouveau discutée devant la Société de Chirurgie. Sur 24 urétrotomies pratiquées par Le Dentu, l'auteur a supprimé 3 fois la sonde à demeure et sans aucun dommage pour ses opérés qui ont normalement guéri.

De cette discussion, bien plus favorable à l'urétrotomie interne que celles de 1863 et 1865, je veux retenir seulement les points relatifs à la sonde à demeure.

Guyon et la majorité emploient une sonde en gomme à bout coupé, avec un ou deux yeux latéraux à son extrémité vésicale et la laissent quarante-huit heures en place. Ils ne commencent pas la dilatation avant dix à douze jours. Sur 1,000 malades opérés et soignés de cette manière, Guyon n'a que 0,50 % de mortalité.

Polaillon se sert d'une grosse sonde en caoutchouc rouge, qu'il laisse vingt-quatre heures au moins.

M. Sée ne met pas de sonde, trouvant avantage à épargner ainsi aux urétrotomisés l'irritation qu'elle entraine.

Humbert, n'ayant pas placé de sonde dans un cas, n'a pas eu d'accident.

Au dernier Congrès français de Chirurgie, Horteloup s'occupe *de la sonde à demeure après l'urétrotomie*. Selon lui, cette sonde n'est pas nécessaire dans tous les cas. Chez 15 malades qu'il devait urétrotomiser, il a fait faire préalablement l'analyse bactériologique des

([1]) Le Dentu. Traitement des rétrécissements de l'urètre (divulsion, urétrotomie interne, dilatation rapide ou lente), Soc. de Chir., 5 mai 1886.

urines. Dans 7 cas, l'urine était aseptique et l'opération, pratiquée sans sonde à demeure, ne fut suivie d'aucune complication. La sonde fut employée chez les 8 autres malades dont les urines étaient septiques. Horteloup ajoute que si la sonde à demeure préserve des accidents fébriles immédiats, elle n'empêche pas les accès de fièvre survenant le troisième jour, lorsqu'on enlève la sonde après quarante-huit heures. Il termine sa communication par les conclusions suivantes :

1° Avant toute urétrotomie, rechercher la septicité des urines ;

2° Si les urines sont septiques, il faut mettre une sonde à demeure qu'on laissera de quatre à cinq jours ;

3° Lorsqu'on trouve des urines aseptiques, on peut se passer de la sonde.

De ce court aperçu historique, il ressort que la sonde à demeure est employée *dans tous les cas* par la majorité des chirurgiens ; que quelques-uns ne la mettent *jamais ;* qu'enfin Horteloup l'emploie *quelquefois,* dans les cas de septicité urinaire. Il la laisse assez longtemps pour que la plaie opératoire ait le temps de s'organiser et ne risque pas d'être déchirée par le retrait de la sonde : quatre ou cinq jours, au lieu de deux. Les chirurgiens qui ont constamment recours à la sonde sont guidés par un certain nombre de considérations que nous allons passer en revue et que combattent les partisans de la suppression absolue de la sonde.

La *nécessité d'écarter les lèvres de l'incision,* invoquée dès les débuts de l'urétrotomie interne à l'appui de la sonde à demeure, n'est plus mise en avant de nos jours. L'élasticité de la muqueuse urétrale suffit largement à cette dilatation et transforme la section rectiligne en une plaie losangique.

L'*hémorragie* consécutive à l'urétrotomie semble, aux yeux de certains chirurgiens, légitimer l'introduction constante d'une sonde. L'opinion contradictoire répond qu'après l'urétrotomie, l'hémorragie *primitive* est devenue bien rare et bien insignifiante depuis qu'on a renoncé aux incisions profondes de Reybard. Il en est de même de l'hémorragie *secondaire,* qui d'habitude survient au moment où l'on enlève la sonde à demeure et qui parfois est due à l'introduction prématurée des bougies dilatatrices. En présence d'une urétrorragie légère, primitive ou secondaire, la première indication est de laisser le canal au repos; l'hémorragie s'arrêtera d'elle-même, sans difficulté. Avec un écoulement sanguin abondant, la sonde devient beaucoup plus nuisible qu'utile. Elle oblige le sang, qui ne peut s'échapper au dehors, à refluer vers la vessie, où sa présence ne serait pas sans danger. Témoin, le cas de mort survenue, en 1866, dans le service de Demarquay. Il s'agissait d'une rupture vésicale due à une hémorragie consécutive au retrait de la sonde le quatrième jour et traitée par une grosse sonde à demeure [1].

L'*infiltration d'urine,* à laquelle prédisposerait une grosse sonde, est évitée par une sonde petite ou moyenne, disent les partisans de la sonde à demeure.

[1] Bourdillat. Des hémorragies intravésicales (*Gaz. méd.*, 1872).

A cela les chirurgiens d'un avis opposé répondent que l'infiltration d'urine est extrêmement rare après l'urétrotomie et qu'ils ne l'ont jamais observée, malgré la suppression systématique de la sonde à demeure. Reybard lui-même, avec ses vastes débridements et la pratique qu'il avait de laisser uriner ses malades librement après l'opération, n'a vu qu'une fois cet accident. Il était dû à la formation d'un caillot qui avait oblitéré le canal en avant de l'incision. D'autre part, chez des sujets munis de la sonde à demeure et atteints de fistules, Maisonneuve et Laroyenne ont vu survenir l'infiltration urineuse. La présence de fistules prédispose, il est vrai, davantage à l'infiltration et commande un traitement particulier.

C'est surtout comme moyen préventif des *accidents septicémiques* qu'est employée la sonde à demeure. La fièvre urétrale, comme la fièvre traumatique, est une forme, ordinairement légère, de septicémie. Elle est due à l'inoculation de la plaie par un agent septique. Si cet agent est contenu dans l'urine, la sonde n'empêchant pas ce liquide de lécher la plaie opératoire, il pourra survenir, malgré la sonde à demeure, de la fièvre, des frissons : ce que précisément l'on voulait éviter. Là se bornent généralement les accidents postopératoires constatés aujourd'hui après l'urétrotomie. Ils sont habituellement passagers et sans gravité, grâce à l'antisepsie.

Quant aux cas d'urémie mortelle qui suivent certaines opérations, ils sont imputables aux lésions rénales préexistantes. Un traumatisme quelconque, un simple cathétérisme, par exemple, eût suffi pour activer, aussi bien que l'urétrotomie, avec ou sans sonde, la fatale terminaison.

L'antisepsie est en somme, disent les adversaires de la sonde à demeure, notre meilleure garantie contre les accidents post-opératoires qu'il est en notre pouvoir d'éviter. Quant à la sonde, elle constitue une complication instrumentale toujours inutile, nuisible même en certains cas.

Inutile assurément, puisque, n'empêchant pas le contact de l'urine avec la plaie, elle ne peut rien contre l'inoculation de cette plaie par les bactéries urinaires. La plaie urétrale, malgré la sonde, reste, comme la plaie des tailles périnéales, baignée par l'urine. Dès lors, à quoi bon l'employer?

La sonde n'est pas seulement inutile, elle peut encore entraîner des complications. Elle est quelquefois *douloureuse,* au point que les malades ne veulent pas la supporter. Elle est, en outre, susceptible de produire des *accidents irritatifs* du côté du canal ou de ses dépendances (urétrite, prostatite, cystite, orchite, etc.). Ces accidents sont sans doute imputables à la présence de germes infectieux que préviendrait une antisepsie parfaite de l'instrument. Mais ils n'en légitiment pas moins un ensemble de griefs relevés à la charge de la sonde à demeure. Ses adversaires vont même jusqu'à lui reprocher des méfaits autrement graves. Tel le cas malheureux rapporté par Taylor (de New-York), en 1887. L'urétrotomie interne, avec sonde à demeure, fut pratiquée par ce chirurgien sur un homme magnifique de vingt-huit ans et cela avec toutes les précautions antiseptiques ordinaires. Quatre jours après l'opération, le malade succombait à la *septicémie gazeuse foudroyante* (¹).

En résumé, la sonde à demeure est défendue par de tels noms chirurgicaux et des statistiques si imposantes que sa valeur est restée longtemps incontestée. D'autre part, à l'appui de sa suppression absolue sont avancés des arguments qui, théoriquement, ne manquent pas de valeur, mais que corrobore un nombre de faits beaucoup moins considérable. Entre les deux opinions extrêmes est celle d'Horteloup, qui tantôt emploie et tantôt supprime la sonde.

A notre avis, les faits seuls ont, dans le débat, une valeur indéniable.

A l'exemple du professeur Guyon, nous avons plusieurs fois eu recours à la sonde à demeure, toujours sans le moindre accident consécutif.

Comme les chirurgiens d'un avis contraire, nous avons, dans trois cas, voulu supprimer la sonde après l'urétrotomie, pour apprécier par nous-même la valeur de cette conduite. Ici encore, nous avons eu pleine satisfaction, comme on va pouvoir en juger par l'exposé succinct de nos observations.

OBSERVATION I.

Rétrécissement blennorragique — Urétrotomie interne
sans sonde à demeure
Guérison sans le moindre accident.

R..., employé de commerce, quarante-six ans, extrêmement nerveux. Six blennorragies antérieures. Miction

---

(¹) Taylor. *The Medical Record,* 28 mai 1887, p. 593.

gênée depuis une dizaine d'années. Rétrécissement périnéo-bulbaire très serré, perméable seulement à la boule n° 6. Urines claires, pas d'accès de fièvre, pas d'hydrocèle. Essais infructueux de la dilatation, d'ailleurs mal supportée par le malade très impatient. Urétrotomie interne décidée et pratiquée le 8 août 1892. Antisepsie rigoureuse des instruments à l'eau bouillante, à l'acide phénique, à l'huile phéniquée; nettoyage du gland et des parties voisines au savon, à l'éther, au sublimé; lavage du canal à la solution argentique à 2 °/$_{oo}$. L'urétrotomie est pratiquée classiquement, avec la lame n° 18, sur la paroi supérieure. Peu de sang. Par la sonde à bout coupé, glissée autour du postillon, je fais, dans la vessie, puis dans l'urètre, en retirant lentement la sonde très mal tolérée, une copieuse injection à la solution de nitrate. J'enlève la sonde; je n'en mets pas d'autre à demeure dans le canal. Pendant six jours, légère cuisson pendant la miction qui s'accompagne parfois de quelques gouttes sanguinolentes; mais ni fièvre ni le moindre malaise. Le 22 août, la dilatation est commencée avec la bougie n° 16 et continuée, à jour passé. Le n° 22 est aisément introduit, quinze jours plus tard. Le n° 20 sera passé régulièrement d'abord toutes les semaines, puis tous les quinze jours, enfin et toute sa vie tous les mois par le malade lui-même, qui nous quitte joyeux et guéri.

OBSERVATION II.

*Rétrécissement congénital de l'urètre — Urétrotomie interne
sans sonde à demeure
Guérison sans aucun accident.*

H... (de Villeneuve-sur-Lot), trente-six ans, cultiva-

teur, souffre depuis l'enfance de la miction, n'a jamais
eu ni blennorragie ni le moindre accident vénérien.
Depuis dix-huit mois, urine difficilement, souffre beaucoup, rend des urines chargées de pus, est obligé de se
sonder, mais sans autre résultat que l'apparition de
violents accès de fièvre. État général peu satisfaisant.
Pâle et très amaigri. Atrésie du méat. Toute la longueur
du canal donne, au palper extérieur, la sensation d'une
longue tige cylindrique, résistante. L'explorateur n° 9
peut seul franchir l'urètre antérieur; mais il butte au
niveau du bulbe contre un point plus serré, qui laisse
passer le n° 6. Dans sa traversée urétrale, la boule se
sent enserrée de tous côtés par un tissu dur, presque
ligneux. Il s'agit d'un rétrécissement cylindrique et
annulaire, d'origine évidemment congénitale. Pas
d'hydrocèle.

En présence des accidents fébriles inquiétants qui
succèdent au moindre cathétérisme, le médecin de ce
malade me l'adresse pour lui faire subir l'urétrotomie
interne. Je la pratique sous le chloroforme, le 11 août,
à la Policlinique, après une rigoureuse antisepsie de la
région et du canal et débridement du méat en bas. La
lame n° 18, introduite dans la rainure du cathéter,
coupe à frottement dur la paroi urétrale supérieure dans
toute sa longueur. Un peu de sang se fait jour à
l'extérieur. Ne pouvant introduire de sonde à bout
coupé, je passe une sonde cylindro-conique n° 12, par
laquelle je pratique d'abord un lavage vésical abondant
avec la solution de nitrate d'argent à 2 $^o/_{oo}$. Une fois ce
liquide bien écoulé, j'instille par la même sonde, dans
la vessie, vingt gouttes de solution argentique à $\frac{1}{10}$.
Puis la sonde est retirée. Pas de sonde à demeure.
Aucun incident consécutif : miction facile, mais un peu

cuisante; pas de sang, pas de frisson, pas la moindre élévation de température.

Le lendemain, lavage urétral à la solution argentique faible (2 °/$_{oo}$) et instillation vésicale de 20 gouttes de la solution forte ($\frac{1}{30}$), pratiquée avec une fine sonde cylindro-conique.

Du 12 au 22 août, tout continue à aller normalement. Je revois le malade le 23 : son état général est bien meilleur, il a engraissé, il urine aisément et sans souffrir, mieux que jamais il n'a fait. Je commence la dilatation par le n° 12. En huit jours, je ne puis arriver qu'au n° 16, qu'il ne m'est pas possible de dépasser. Il part avec ce numéro, qu'il passera régulièrement tous les quinze jours. Avant de le laisser, je lui fais une troisième instillation, destinée à guérir complètement la cystite déjà très améliorée.

OBSERVATION III.

Rétrécissement blennorragique — Urétrotomie interne
sans sonde à demeure
Aucun accident — Guérison.

E... (de Soussans), trente-deux ans, charron, frais et vigoureux, a eu trois blennorragies. Depuis cinq ans, est gêné pour uriner, a eu plusieurs accès de rétention complète; pisse actuellement goutte à goutte. Urines claires ne contenant ni filaments ni dépôt. Pas d'hydrocèle. Rétrécissement périnéo-bulbaire rugueux et dur, perméable à la bougie n° 7. Le malade, n'habitant pas Bordeaux, veut être guéri rapidement. Urétrotomie interne le 21 novembre, à la Policlinique. Je ne prescris au préalable ni salol ni quinine. J'ordonne seulement une purgation et deux bains savonneux, qui prépareront le malade à l'opération, faite, comme les précédentes, avec tous les soins antiseptiques désirables. Une fois l'urétrotomie pratiquée et une injection vésicale faite à la solution argentique faible (2 °/oo) avec une sonde cylindro-conique n° 16, je ne mets aucune sonde à demeure. Pendant trois jours, la miction est brûlante et donne issue de temps en temps à quelques gouttes de sang. Mais je ne note aucun frisson, pas le moindre malaise fébrile. Le 5 décembre, la dilatation est commencée par la bougie n° 18. Le 12 décembre, je passe librement le n° 20, que l'opéré, sur ma recommandation, ne négligera pas de passer à époques fixes.

Comme on le voit, j'ai, chez mes trois urétrotomisés, supprimé la sonde à demeure, me contentant, pour éviter tout accident ultérieur, d'assurer de mon mieux l'antisepsie de la vessie et du canal. Aucun d'eux n'a eu la moindre complication. Leur température n'a pas dépassé 37°5. Quant à la dilatation consécutive, je l'ai commencée seulement quinze jours après l'opération.

Ces trois faits apportent leur contingent à ceux déjà publiés et montrent, après bien d'autres, qu'il n'est pas indispensable de mettre, après toutes les urétrotomies, une sonde à demeure dans le canal pour prévenir les accidents post-opératoires. J'ajouterai, contrairement à l'opinion soutenue par Horteloup, que la septicité urinaire n'est pas une indication formelle à l'emploi de cette sonde, puisque mon second malade, atteint de cystite, avait des urines franchement purulentes.

Faut-il maintenant aller plus loin et dire que la

sonde à demeure doit être absolument supprimée comme toujours inutile et parfois dangereuse? Comme nous le disions en commençant, nous ne saurions avoir la prétention, avec trois faits, de trancher pareillement la question. La poser simplement et ajouter notre modeste contribution personnelle à l'étude de cet intéressant problème, tel a été notre unique but. Heureux si nous pouvons provoquer la publication de nouvelles observations susceptibles d'éclairer, sur ce point spécial, la religion des chirurgiens.

XVII

Sur un cas de taille hypogastrique (¹).

Les suites de la taille hypogastrique sont ordinairement fort simples. La cicatrisation de la plaie s'ob-
tient en quelques jours, par *première intention*, avec
la suture de la vessie dont l'emploi se généralise de
plus en plus aujourd'hui (²), ou bien en quelques
semaines si, par le drainage abdominal, on se contente de la *réunion secondaire*. Dans l'un et l'autre cas,
la guérison arrive sans le moindre accident. Telle est
la règle que confirment à l'envi les nombreuses observations de taille sus-pubienne publiées chaque jour.

Dans d'autres circonstances, à la vérité beaucoup
plus rares, la plaie opératoire ne se ferme pas et reste
fistuleuse. Parfois même la cicatrice que l'on croyait
définitivement consolidée, éclate sous l'influence d'un
effort et se laisse traverser par l'urine. Une fistule
ici encore s'établit, plus ou moins tardive à cicatriser.

(¹) Communication faite à la Société de Médecine et de Chirurgie de
Bordeaux, dans la séance du 24 février 1893.

(²) Dietz. *Étude clinique et expérimentale sur la suture de la vessie
après la taille hypogastrique*, th. Paris, 1890.

Albarran. De la réunion primitive dans la taille hypogastrique.
(*Ann. génit.-urin.*, 1891.)

Tuffier. Taille hypogastrique pour tumeur vésicale avec fermeture
complète de la plaie sans aucun drainage, sans aucun cathétérisme.
(*Ann. génit.-urin.*, 1892.)

Sorel. *Contribution à l'étude de la suture totale de la vessie*, th. Paris,
1893.

Pour être moins brillants que les succès dont nous parlions tout à l'heure, ces faits n'en sont pas moins très intéressants, car ils emportent toujours avec eux une petite leçon pratique bonne à utiliser dans l'avenir.

C'est peut-être l'impression qui se dégagera de l'observation que je viens rapporter aujourd'hui.

OBSERVATION.

Calcul vésical très dur — Valvule prostatique — Vieille vessie irritable — Taille hypogastrique — Fistule consécutive — Guérison tardive.

HISTOIRE DU MALADE. — X..., docteur en médecine, habitant la banlieue de Bordeaux, âgé de soixante-douze ans, me fait appeler au commencement du mois d'août 1892 pour des troubles de la miction qui le préoccupent beaucoup. L'imagination aidant, le malade en est arrivé à porter sur son cas une série de diagnostics et de pronostics aussi fantastiques que peu rassurants.

Homme aimable et spirituel s'il en fut, il se déclare prêt à tout accepter de ma main, pourvu que le remède soit sûr et que la maladie ne traîne pas longtemps.

Son histoire est courte et simple. Son père et sa mère sont morts très âgés, sans avoir souffert de la vessie. Il a une fille bien portante, mère elle-même de trois superbes enfants; son fils, également docteur en médecine, est un grand et robuste gaillard qui n'a fait aucune maladie.

Personnellement, il est de très petite taille et ne

peut rappeler sans sourire qu'il fut autrefois médecin major dans un régiment de cuirassiers. Frais, vif et solide encore, malgré son âge, il habite depuis trente-cinq ans la campagne, où il mène une existence fort peu active, exerçant surtout la médecine en amateur. Il fait en voiture et dans un rayon très restreint quelques visites tous les jours et partage le reste de son temps entre la lecture, la musique, la tapisserie et autres agréments qui le retiennent très sédentaire. Au demeurant, toujours excellente table et toujours excellent vin. Aucun excès pourtant, sauf celui de la pipe qu'il n'éteint jamais.

HISTOIRE DE LA MALADIE. — Les premiers symptômes de son mal datent de janvier 1891.

Par un temps de neige qui le mettait dans l'impossibilité d'atteler, il est obligé, contre son habitude, de faire à pied une course de plusieurs kilomètres. Au retour de cette course qui fut très fatigante, vu l'état du sol, notre confrère constate dans son urine une légère teinte sanguinolente et dans le canal une sensation assez vive de brûlure. Depuis lors, tantôt plus, tantôt moins, il a toujours souffert. La voiture surtout augmentait les douleurs et les envies d'uriner, mais ce résultat n'était pas constant. La miction avait lieu ordinairement toutes les deux heures pendant le jour et la nuit deux ou trois fois.

Cet état persista à peu près stationnaire pendant une année environ. Puis ont apparu les hématuries, légères au début et provoquées ordinairement par la marche. Depuis deux mois, l'urine de la nuit renferme souvent une quantité notable de sang. Le jour, le liquide est à peine rosé ou même absolument clair.

De plus, le malade perçoit par moments, au fond du canal, la sensation d'une languette charnue qui se déplacerait sous la pression de l'urine et viendrait, à la façon d'une soupape, s'incliner vers l'orifice cervical. Une fois la miction terminée, cette soupape, redevenue libre, paraît se redresser d'avant en arrière et reprendre vers le col de la vessie sa position normale.

Un autre phénomène signalé par le patient est le réveil depuis quelque temps d'appétits vénériens peu en rapport, dit-il, avec la discrétion de son âge.

Jusqu'ici aucun cathétérisme n'a été pratiqué.

Après lavage boriqué du canal, j'introduis dans la vessie une sonde coudée, qui pénètre sans difficulté et ramène une cinquantaine de grammes d'urine sanguinolente que je remplace par une égale quantité de solution boriquée chaude. Je retire la sonde qui ne m'a révélé rien d'anormal et je la remplace par l'explorateur métallique de Guyon. Le talon de cet instrument, au niveau du col, ne rencontre aucune résistance suspecte, mais son bec, retourné en bas, heurte immédiatement un corps résistant, à surface uniforme, qui donne par le choc le son caractéristique d'un calcul très dur. Voulant ensuite à l'aide d'un lithotriteur chercher à apprécier les dimensions de ce calcul, je sens la vessie se ratatiner, très intolérante, sur l'instrument que le malade me supplie de retirer.

Quelques gouttes de sang suivirent cette courte exploration, que je ne renouvelai plus pour ne pas augmenter les souffrances très vives occasionnées par cette première séance. Tandis, en effet, qu'autrefois les besoins se faisaient sentir cinq ou six fois dans la journée, c'est maintenant tous les quarts d'heure, toutes les cinq minutes que le patient est obligé d'uriner. A chaque

fois, il éprouve de violentes douleurs, souvent même la
miction est rendue impossible par des contractions
énergiques siégeant au col de la vessie et qui suffiraient,
dit le malade, à l'*expulsion de plusieurs fœtus*. A force
de chloral et de lavements laudanisés, le calme revient
un peu et se maintient jusqu'au jour de l'opération.

La lithotritie, à laquelle j'avais immédiatement songé,
fut écartée pour plusieurs raisons. Notre confrère avait
contre cette opération une arrière-pensée qui lui faisait
désirer un mode de traitement, à ses yeux, plus radical :
la taille. D'autre part, en présence d'un calcul qui me
semblait très dur, d'une vessie irritable et probablement
aussi d'une valvule prostatique dont le malade m'accusait certains indices révélateurs, je redoutais par la
lithotritie des difficultés que la taille sus-pubienne semblait devoir aisément supprimer.

C'est cette dernière opération que je pratiquai le
21 août, avec l'assistance de mon excellent confrère le
Dr Montalier, de MM. Petit, interne, et Duclos, externe
des hôpitaux.

TAILLE HYPOGASTRIQUE. — Après avoir reçu les soins
préliminaires d'usage (purgatif la veille, grand bain
savonneux et sublimé, pubis rasé, lavement le matin,
etc., etc.), le malade est chloroformé et étendu, bassin
très relevé, sur la table à opération. Les membres inférieurs sont enveloppés d'ouate. L'abdomen et la région
génito-crurale, lavés à l'éther et au sublimé, sont re-
couverts de serviettes antiseptiques chaudes qui circonscrivent l'espace ombilico-pubien. Le ballon de Pétersen
est placé dans le rectum, la sonde métallique à robinet
est introduite par l'urètre préalablement désinfecté. La
vessie évacuée est lavée à la solution chaude de nitrate

d'argent à 2 °/₀₀ et reçoit ensuite l'injection boriquée destinée à maintenir distendu le réservoir vésical. Elle ne peut en tolérer que 90 grammes. Dans le ballon rectal, 350 grammes de liquide sont injectés qui permettent au globe vésical, refoulé en avant, d'être accessible au doigt et à l'œil à travers la paroi abdominale assez maigre.

Incision commençant au milieu de l'espace ombilico-pubien et descendant sur la racine de la verge. Section de trois petits vaisseaux immédiatement saisis avec des forcipressures. La ligne blanche, découverte après quelques tâtonnements, est incisée de bas en haut sur la sonde cannelée. Le *fascia transversalis* est coupé avec précaution tout près du pubis. Mon indicateur gauche est introduit dans cette ouverture et, se recourbant en crochet, refoule en haut la graisse sous-péritonéale et le cul-de-sac du péritoine, de cette manière protégé sans être vu.

La vessie apparaît grosse comme une petite orange, d'aspect grisâtre, parcourue à sa surface de gros vaisseaux bleuâtres. Un écarteur est placé à cheval sur chaque lèvre de l'incision abdominale. L'espace prévésical, ainsi largement découvert, est lavé à la liqueur de Van Swieten. Au-dessous du doigt que j'ai laissé à demeure pour abriter le péritoine, j'incise de haut en bas la vessie, en un temps, dans une étendue de quatre centimètres. Mon index gauche plonge dans l'angle supérieur de l'incision vésicale, l'accroche et le maintient soulevé. Une anse de soie est passée à travers chaque lèvre de la vessie sectionnée et permet de l'attirer en avant.

La muqueuse paraît congestionnée et accidentée de nombreux reliefs dus à des colonnes musculaires. La prostate, très grosse, est surmontée près du col d'un repli, mince et mobile, qui a la forme d'une demi-circonférence. Il s'insère, par son diamètre transversal, sur la muqueuse prostatique et présente une hauteur maxima d'environ sept millimètres. Par cette valvule, qui commande l'entrée profonde du canal, on s'explique les particularités ressenties par le malade. Je l'eusse excisée au thermocautère, sans la crainte de provoquer ultérieurement une hémorragie par l'introduction de la sonde à demeure.

Bien en arrière et tout au fond du sinus rétro-prostatique, la pierre apparaît comme un œuf au fond d'un nid. Du doigt, je la déloge et la ramène au dehors. Il n'en existe pas d'autre. A sa place, reste vide la cavité que le calcul s'était façonnée à la face postérieure de la prostate et où il paraissait depuis longtemps domicilié, à une notable distance du col de la vessie.

Après attouchement de la muqueuse vésicale à la solution argentique faible, je suture l'aponévrose et les muscles droits au catgut, les téguments au crin de Florence. Les tubes de Périer, saupoudrés de salol, sont introduits et assujettis par deux fils d'argent qui les traversent en même temps que la paroi de l'abdomen et de la vessie. Un petit drain est placé sur le dos de la verge, au niveau du pubis, et séparé des tubes vésicaux par deux points de suture superficielle.

Un siphon rempli de solution boriquée chaude est mis en communication avec l'extrémité périphérique d'un des tubes pour en essayer le fonctionnement. Aussitôt un gonflement se produit au niveau de l'hypogastre, du pubis, de la verge, du scrotum. J'arrête immédiatement l'injection. Faite à forte pression par le siphon que l'on avait, par mégarde, trop élevé au-dessus de l'opéré, elle avait occasionné une infiltration artificielle de liquide, heureusement inoffensif. Ce liquide, à l'aide de douces pressions exercées tout autour de la plaie, disparut peu à peu, amenant le dégonflement des parties. Un nouvel essai, fait sous une très faible pression, montre que les tubes fonctionnent parfaitement.

Sur la suture est appliquée une bonne couche de vaseline iodoformée, abondamment sablée d'iodoforme. Le tout est recouvert d'un pansement antiseptique sec fixé par des bandes de gaze sublimée qui enveloppent complètement la racine des cuisses, le périnée, l'abdomen. Seuls en émergent les tubes hypogastriques, dont la portion excentrique est placée en contre-bas, dans un urinal phéniqué.

Le malade se réveille dans son lit une heure et demie après le début de la chloroformisation.

SUITES OPÉRATOIRES. — *Du 22 au 25 août.* — Tout marche normalement. Température inférieure à 37°5, fonctionnement régulier des tubes.

Le 26. — Le malade se plaint du besoin d'aller à selle. Le pansement est défait pour dégager l'orifice anal et permettre l'administration d'un lavement.

Le 29. — La plaie cutanée est réunie; ablation des points de suture que remplacent des bandelettes collodionnées de gaze antiseptique.

Le 31. — Depuis deux jours le pansement est humide, l'urine ne passe presque plus par les tubes. Ceux-ci sont retirés, une sonde de Malécot n° 19 est mise à demeure dans l'urètre et maintenue constamment ouverte dans un réservoir d'acide borique. De larges bandes de gaze iodoformée, fixées par du collodion au niveau des flancs, sont nouées sur la ligne médiane, de manière à protéger la cicatrice opératoire et à rapprocher les bords de la plaie qui succède à l'ablation des tubes. Deux cuillerées d'huile de ricin.

Du 1er au 6 septembre. — La plaie se rétrécit de plus en plus et ne donne issue à aucune goutte d'urine. Le malade s'est levé et a pu manger à table quinze jours après l'opération. La constipation a cédé seulement le jour où l'opéré a laissé le lit.

Le 7. — La sonde à demeure est remplacée par une nouvelle sonde de Malécot. Urines claires.

Le 19. — La cicatrice est fermée et la sonde est enlevée de l'urètre. Tout va parfaitement depuis huit heures du matin jusqu'à quatre heures de l'après-midi et la miction se fait aisément par le canal. Le soir, en faisant effort pour aller à la garde-robe, le malade sent quelque chose qui se déchire au niveau de la cicatrice opératoire. A partir de ce moment, toute l'urine passe par la plaie transformée en fistule.

Le 22. — Remise de la sonde qui détourne le cours de l'urine et la fait sortir exclusivement par l'urètre. Désormais, pour éviter un semblable accident, la sonde, d'ailleurs très bien tolérée, sera gardée le plus longtemps possible.

Le 3 octobre. — La sonde se trouve sans doute bouchée, car l'urine ne s'en écoule plus. Efforts continus, violentes épreintes vésicales, rien n'y fait. Au lieu de la satisfaction attendue, une complication nouvelle surgit. Un frisson violent avec élévation de température et subdélirium apparaît, en même temps que l'hypogastre se tuméfie, rougit et devient le siège d'élancements très douloureux. Un phlegmon urineux est en voie de formation lorsque je revois le malade. Je retire la sonde qu'obstruait un caillot sanguin et j'en mets une nouvelle.

Le 6. — Cette dernière va bien. Le calme est revenu du côté du bas ventre. Les phénomènes menaçants se sont amendés : plus de fièvre, plus de gonflement, plus de douleur. Injection boriquée dans la vessie.

Le 7. — Pendant une défécation laborieuse, la fistule, toujours imminente depuis l'éclosion des accidents phlegmoneux, se rouvre à nouveau et lance un jet d'urine. A dater de ce moment, lavement quotidien et lavages vésicaux à l'acide borique répétés tous les matins.

Le 27. — Le malade se sent très bien et réclame l'ablation de sa sonde devenue inutile. Il urine maintenant à plein canal.

Le 29, au soir. — Toujours en voulant aller à selle, la fistule hypogastrique se reforme.

Le 31. — La sonde est replacée. Le malade, découragé, ne veut plus s'en passer.

Du 1er novembre au 10 décembre. — La sonde, constamment gardée, a été renouvelée trois fois et donne issue à toute l'urine contenue dans la vessie.

Le 10. — Tout va à merveille. La guérison paraît maintenant assurée. La sonde, sur la demande du malade, est supprimée. Il urine facilement, sans la moindre gêne.

Le 16. — Une sensation de pesanteur existe à l'hypogastre, en même temps que des tiraillements douloureux au niveau de la cicatrice. Il semble que la vessie fait effort pour se détacher de la face profonde de la paroi abdominale, à laquelle jusqu'ici elle était restée plus ou moins adhérente. Par précaution, la sonde est remise.

Le 19. — Une violente crise d'influenza éclate : bronchopneumonie, pleurésie droite, accès de fièvre. Sulfate

de quinine, toniques, séjour au lit, lavages quotidiens
de la vessie à l'acide boriquée et une fois par semaine
au nitrate d'argent (2 %.). Urines normales.

Du 23 décembre 1892 au 23 janvier 1893. — Phlébite
de la veine iliaque externe droite avec œdème énorme
du membre inférieur et de la paroi abdominale. La première idée est d'en attribuer l'origine à la vessie, dans
laquelle je pratique des instillations concentrées de nitrate d'argent. Pourtant les urines restent limpides, le
périnée et le bas-ventre sont insensibles à la pression.
Étant donnée la fréquence relative des phlébites grip-
pales observées cet hiver par plusieurs confrères de ma
connaissance, je me vois de plus en plus porté à rattacher à cette source infectieuse la phlébite de mon
opéré. Enveloppement ouaté, repos absolu du membre
tenu en légère abduction et relevé par un coussin placé
sous le genou fléchi.

A partir du 23 janvier. — L'œdème diminue progressivement ainsi que les accidents thoraciques. L'appétit
et l'entrain reviennent. La fonction urinaire, qui est
restée indifférente au milieu des accidents graves éprouvés par le malade, continue à s'accomplir régulièrement
par la sonde.

Le 20 février. — Toute trace d'œdème a disparu. Il
n'existe plus de cordon induré à la cuisse. Le membre
est remué dans le lit. Les petites quintes de toux, qui
apparaissent de temps à autre, retentissent toujours
péniblement sur l'hypogastre, mais il n'y a plus de
tiraillements entre la paroi abdominale et la vessie.
Celle-ci paraît avoir recouvré son indépendance complète. C'est là la sensation subjective éprouvée depuis
plusieurs semaines par le malade qui reconnaît maintenant la parfaite inutilité de sa sonde à demeure. Cette

sensation est corroborée par l'examen direct de la région. Au lieu de l'empâtement profond d'autrefois, je constate nettement par la palpation que la cicatrice pariétale est peu épaisse, souple et distincte des organes sous-jacents. La cicatrice vésicale s'en est dégagée, au point qu'actuellement, six mois après l'opération, le réservoir urinaire peut sans la moindre gêne subir ses alternatives de distension et de rétraction. A partir de ce jour, la sonde est bouchée tout le jour avec un fosset qui est retiré au moment des besoins, environ toutes les deux ou trois heures. Elle sera supprimée définitivement quand le malade, encore très affaibli par sa grippe, pourra circuler librement.

Le 24. — La sonde, gardée par acquit de conscience, n'est plus débouchée que six fois par vingt-quatre heures.

La guérison est cette fois complète. On a vu quelles péripéties désespérantes il a fallu traverser pour arriver à ce tardif résultat.

CALCUL. — *Ensemble.* — Le calcul retiré a la forme d'un ovoïde aplati sur ses faces. Il est de couleur fauve, régulier dans son ensemble, mais un peu chagriné à sa surface. Il ressemble, par son aspect extérieur et son excessive dureté, à un galet et offre le type d'un vieux calcul d'acide urique *(pl. III, fig. 1)*. Son poids est de 30 grammes, son diamètre longitudinal mesure quarante-cinq millimètres et trente-huit millimètres son diamètre transversal.

Coupe. — La coupe longitudinale, pratiquée avec assez de difficulté, vu sa grande dureté, a immédiatement dégagé une forte odeur ammoniacale qui a peu à peu disparu. Cette coupe nous permet de voir la disposition intérieure du calcul dont les deux moitiés rappellent celles d'un abricot fendu en deux. L'une offre en son centre une cavité ovoïde creusée par le noyau qui a suivi l'autre moitié.

La *portion périphérique ou corticale* est identique sur l'une et l'autre surface de section. Elle présente un tissu très compact, formé de couches concentriques extrêmement serrées et mesure une épaisseur d'un centimètre. Au point de vue de la coloration, cette région corticale varie du centre à la périphérie. Plus près du centre existe une zone pâle, couleur chamois clair, mesurant environ six millimètres d'épaisseur. En dehors, la teinte est beaucoup plus sombre, devient marron foncé et présente une étendue de quatre millimètres.

Le *centre* de la coupe montre d'un côté le noyau, de l'autre sa cavité. La *cavité* mesure vingt-cinq millimètres de longueur et dix-huit millimètres de largeur. Sa couleur est jaune citrin, de nuance intermédiaire entre la coloration presque blanche de la zone corticale interne et la couleur très brune de la zone corticale externe *(fig. II)*. Le *noyau* mesure quatre millimètres d'épaisseur; sa consistance est dure, mais moindre que celle de l'écorce. Il a éclaté sous la scie; de là vient qu'il est représenté fracturé sur la figure III. Il pèse à peu près le dixième du poids total du calcul.

Analyse. — L'analyse chimique a été faite par M. le professeur agrégé Carles. Voici les quelques lignes qu'il a bien voulu rédiger pour nous à ce sujet :

« Ce calcul, très dur, du moins dans sa partie corticale, est formé :

1° D'acide urique en majeure partie, les neuf dixièmes au moins;

2° D'oxalate de chaux;

VIEUX CALCUL URIQUE

EXTRAIT PAR LA TAILLE HYPOGASTRIQUE

(Dʳ E. LOUMEAU)

Fig. I

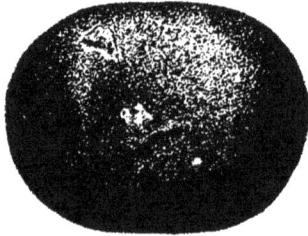

Fig. II

Fig. III

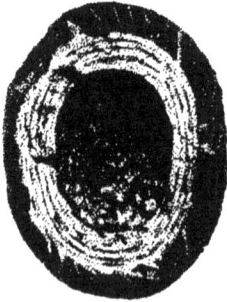 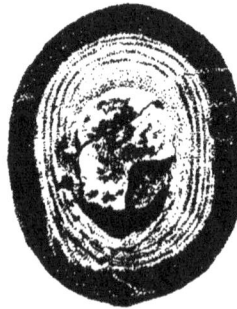

Pl. III

3° De traces de phosphate de chaux ;

4° De matières organiques, mucus, etc.

Le noyau est moins dense ; sa composition chimique est analogue, mais il est moins mélangé de sels calcaires. Cette différence de composition dans les diverses parties d'un même calcul, nous semble devoir être la règle, puisqu'elle est subordonnée à la composition de l'urine et que celle-ci, à son tour, varie non seulement tous les jours, mais même à chaque instant, sous l'influence de la nature des aliments et de l'action nerveuse.

La dominante seule dans ces conditions intéresse. On peut dire ici qu'elle est représentée par de l'acide urique raffermi par de l'oxalate de chaux. »

Telle est la trop longue observation de mon malade. Elle renferme plusieurs côtés qu'il n'est pas inutile de mettre en vedette. Je les examinerai successivement, avant, pendant et après l'opération.

Avant l'opération. — Ce calcul, qui par son aspect physique accuse certainement plus de dix-huit mois d'existence, ne s'est guère révélé qu'en janvier 1891, à propos d'une marche fatigante. Antérieurement, il était resté silencieux et caché dans sa loge rétroprostatique, loin du col dont le séparait, en même temps que le lobe moyen de la prostate, la valvule sur laquelle je reviendrai dans un instant. A partir de cette course à pied, il provoque des irritations constantes. Du côté du muscle vésical qui, sans cesse sollicité, s'hypertrophie partiellement, se produisent les colonnes charnues constatées pendant l'opération. Du côté des muqueuses vésicale et prostatique, continuellement agacées par le corps étranger, la congestion s'installé. Elle va fréquemment jusqu'à l'hémorragie révélée par la présence du sang dans les urines. Plus tard, les phénomènes se compliquent d'envies permanentes d'uriner, dues sans doute au déplacement du calcul mobilisé par mon explorateur. Dès lors, au lieu de rester au second plan, le calcul entre directement en scène et commande impérieusement une intervention.

Pendant l'opération. — J'ai constaté l'absence la plus complète de cystite. C'est, comme on sait, la règle chez les calculeux dont la vessie est vierge de cathétérisme septique. En revanche, on a vu combien l'irritabilité de cette vessie cloisonnée la rendait indocile à la distension, ce qui ne m'a permis qu'une injection de liquide de 90 grammes à peine.

Quant à la valvule transversale que j'ai découverte au niveau du col, elle avait été diagnostiquée par le malade lui-même.

On connaît les polémiques passionnées auxquelles donnèrent lieu, du temps de Mercier, les valvules du col de la vessie. Mercier en reconnaissait deux variétés désignées, d'après leur structure, sous le nom de *valvules prostatiques* et de *valvules musculaires*. Une troisième catégorie est admise aujourd'hui, celle des *valvules exclusivement muqueuses*.

Il est difficile de dire, d'après un examen superficiel, à quelle catégorie anatomique appartenait la valvule de mon opéré. Étant donnés sa mince épaisseur et son facile déplacement sous l'influence de l'ondée

urinaire, elle me paraît surtout formée par deux replis
muqueux entre lesquels doit entrer, s'il en existe, une
bien faible couche de tissu prostatique ou musculaire.

Par son siège et sa forme, cette valvule répondait
exactement à la *luette vésicale de Lieutaud* et aussi à
la déformation du lobe moyen de la prostate dénommée par Guyon *saillie en croupion de poulet*. On comprend qu'une pareille soupape puisse, en certains cas,
obturer l'orifice urétral et donner lieu à une variété
curieuse de *dysurie prostatique*. Je n'ai pas, ai-je dit,
réséqué cette valvule de peur de voir se produire une
hémorragie consécutive, principalement au moment
de l'introduction de la sonde. D'ailleurs, elle n'avait
occasionné aucun trouble avant mon intervention. Il
est fort à présumer qu'elle n'en amènera pas davantage, maintenant que le calcul est supprimé.

Quant à l'infiltration produite dans les tissus pendant l'essai des tubes de Périer, je n'y reviendrai que
pour souligner le facile moyen de l'éviter avec une
injection poussée sous une très faible pression.

Après l'opération. — Mon malade a guéri, mais au
prix d'une longue série de souffrances et d'ennuis dus,
en somme (question de grippe mise de côté), à la production d'une *fistule hypogastrique*.

Cette fistule qui nécessita le maintien pendant plusieurs mois de la sonde à demeure n'est pas, il s'en
faut, un accident fréquent après la taille haute. Malgaigne cependant lui attachait une grande importance. Dans sa remarquable thèse *sur le parallèle des
différentes espèces de taille* soutenue pour le profes-

sorat en 1850 ([1]), il ne se montre pas très partisan de la taille sus-pubienne. Il lui reconnaît deux dangers capitaux : la blessure du péritoine et l'infiltration d'urine. De plus, la plaie aurait, selon lui, une tendance à ne plus se fermer et à laisser une fistule.

La crainte de Malgaigne est trouvée mal fondée quand on voit sur 260 opérations de taille hypogastrique relevées par Günther ([2]) un seul cas de fistule urinaire qui s'oblitéra au bout d'un certain temps.

Bouley, dans sa thèse si complète et si documentée, ajoute n'avoir pas vu signaler un seul cas de fistule persistante. Si la plaie, dit-il, reste longue parfois à se fermer, elle finit toujours par le faire, soit à l'aide d'un traitement approprié, soit même spontanément ([3]).

Dans notre cas, la fistule fut, en effet, temporaire et céda à l'emploi persévérant de la sonde à demeure. Elle s'était produite un mois après l'opération, par *rupture de la cicatrice* à la suite d'un effort. Cette rupture constitue, ainsi que la fistule, une complication extrêmement rare, dont on retrouve seulement quelques exemples rapportés par Bouley. Entre autres, l'observation particulièrement intéressante publiée par Mercier, en 1869, dans la *Gazette hebdomadaire*.

Quinze jours après la rupture de la cicatrice observée chez mon opéré, c'est un *phlegmon urineux hypogastrique* qui se déclare, du fait de l'oblitération

---

([1]) Concours pour la chaire de médecine opératoire.

([2]) Günther. Leipzig, 1851 (cité par Bouley).

([3]) Bouley. *Étude historique, expérimentale et critique de la taille hypogastrique*, th. Paris, 1883.

de la sonde urétrale, entraînant comme conséquence peu éloignée la réapparition de la fistule, un moment cicatrisée.

La pathogénie de ces deux accidents, rupture de la cicatrice et phlegmon urineux, est facile à expliquer d'après le mode de guérison de la plaie opératoire. Au début, la cicatrice de la paroi abdominale et celle de la vessie sont unies et n'en font qu'une seule. Plus tard, la cicatrice vésicale tend à se dégager de la cicatrice pariétale. Elle s'en éloigne de plus en plus et ne lui est bientôt rattachée que par un tractus inodulaire, très mince et très allongé. Enfin, dans une troisième période de son évolution, la cicatrice de la vessie est totalement indépendante de celle de la paroi.

De là, trois sortes d'accidents bien distincts pouvant succéder à la rupture de la cicatrice vésicale qui suit la taille sus-pubienne.

A la première période, la rupture de la cicatrice vésicale amène la rupture de la cicatrice pariétale avec laquelle elle se confond. Une fistule immédiate en résulte; c'est là le premier phénomène observé chez notre opéré, le 19 septembre.

A la deuxième période, si la vessie vient à se déchirer, cette déchirure n'intéressera pas d'emblée la cicatrice pariétale dont la sépare une inodule plus ou moins épaisse. Il se produira simplement alors une petite infiltration d'urine dans le cordon cicatriciel qui relie la vessie à la paroi abdominale. Un phlegmon prévésical en résultera auquel succédera, dans un délai variable, une fistule urinaire. C'est la complication notée le 3 octobre dans notre observation.

Entre la première et la seconde fistules, deux différences essentielles sont donc à signaler : apparition
immédiate de l'urine à l'extérieur et absence de trajet
dans un cas ; au contraire, issue extérieure de l'urine
préparée par l'abcès urineux et existence d'un trajet
plus ou moins long, dans la seconde variété.

Je n'ai pas à parler ici des accidents qui suivraient
la rupture de la cicatrice vésicale lorsque la vessie a
recouvré son entière liberté dans la cavité pelvienne.
Ils sont absolument identiques à ceux qui résultent
d'une rupture banale du réservoir urinaire et n'ont
rien de commun avec le cas actuel.

Une chose pratiquement plus importante que la
pathogénie de cette fistule eût été le moyen de la prévenir et d'obtenir ainsi la guérison rapide qu'attendait
avec confiance mon opéré.

Prévenir la fistule était, je crois, assez difficile.
Comment, en effet, éviter les efforts physiologiques
qu'entraîne si fréquemment la constipation des prostatiques? Comment encore empêcher toujours l'oblitération d'une sonde à demeure?

Le mieux eût été, semble-t-il, de faire ici la lithotritie en dépit des motifs, plausibles cependant, qui
m'avaient décidé à la cystotomie. La lithotritie se fût
sans doute montrée, en pareil cas, délicate et laborieuse, mais elle m'eût donné un résultat beaucoup
plus prompt. Si, pour une raison quelconque, il
m'avait été impossible de l'exécuter, j'avais du moins,
après cet essai, toujours la ressource d'ouvrir la
vessie.

Aussi — et c'est là l'enseignement que je veux retenir de ce fait — n'hésiterai-je jamais en semblable occurrence à tenter d'abord la lithotritie.

Cette conclusion confirme d'ailleurs entièrement les données classiques condensées par Bazy en ces termes : « La lithotritie reste plus que jamais une opération de choix, la taille une opération de nécessité ([1]). »

Le même chirurgien restreint de plus en plus le cadre de la cystotomie, au profit du broiement avec évacuation totale ou litholapaxie.

« La litholapaxie, dit-il au deuxième Congrès français de Chirurgie, qui débarrasse la vessie en une seule séance, place cet organe dans les conditions de la taille avec le traumatisme vésical en moins. Ce procédé est donc forcément le procédé idéal, dans tous les cas où il est possible.

» La possibilité de la litholapaxie dépend étroitement de deux caractères principaux du calcul : de son volume et de sa dureté. Là encore, il est impossible d'établir une règle précise, car ce qui sera faisable par tel chirurgien devient inabordable pour tel autre.

» Nous ne fixerons donc aucune limite au volume du calcul, ainsi qu'on a tenté de le faire ; *la limite, c'est l'habileté de l'opérateur* ([2]). »

[1] Bazy. De la lithotritie rapide en une séance, de la lithotritie à séances prolongées. (*Ann. gén.-urin.*, 1886.)

[2] Bazy. Les limites de la lithotritie dans le traitement des calculs vésicaux. Deuxième Congrès français de Chirurgie. (*Sem. méd.*, 1886.)

XVIII

Volumineux calcul de l'urètre.

Le fait dont je vais parler ne m'est pas personnel. Il a été observé par mon distingué confrère, le Dr Darlan (de Nérac), qui a eu l'amabilité de m'en transmettre la relation avec l'autorisation de la publier.

Il s'agit d'un énorme calcul de l'urètre. Sa rare et curieuse observation m'a semblé digne d'intéresser la Société de Médecine et j'ai cru devoir vous la présenter avec les quelques commentaires que son auteur m'a laissé la liberté d'y ajouter.

M..., cultivateur à Moncrabeau (Lot-et-Garonne), fit appeler M. Darlan, en 1889, pour une rétention d'urine.

Agé de soixante-sept ans, marié, sans enfants, il est fort, de bonne santé habituelle. Sa seule maladie a consisté à éprouver, depuis sa naissance, de grandes difficultés pour uriner. Jamais il n'a pissé à plein jet, à cause, dit-il, de l'étroitesse du méat. Quand arrivait le besoin d'uriner, il sentait que l'urine remplissait d'abord une poche au-dessous du gland. Cette poche une fois remplie, l'urine apparaissait au dehors, mais ne s'évacuait entièrement qu'aidée par la main du patient, qui exerçait d'arrière en avant une compression énergique de la verge. Ainsi s'achevait péniblement la miction.

L'éjaculation n'était pas moins laborieuse. Dans le

(1) Communication faite à la Société de Médecine et de Chirurgie de Bordeaux, dans la séance du 10 février 1893.

paroxysme du coït, le sperme ne sortait pas. C'est après, une fois la verge flasque et hors du vagin, que l'éjaculation se faisait, dans la chemise, de la piteuse manière précédemment indiquée pour l'évacuation de l'urine.

D'ailleurs, jamais de coliques néphrétiques, jamais non plus de sang ni de pus dans les urines.

Depuis quatre ans, la gêne de la miction est devenue beaucoup plus grande, en même temps que la verge augmentait de volume. Un corps dur s'est formé dans le canal, qui rend de plus en plus difficile l'arrivée de l'urine au méat. Bientôt, des fistules s'établissent au-dessous du pénis et c'est par là que va passer à peu près toute l'urine, dont quelques gouttes seulement arrivent jusqu'au bout du canal.

A ces troubles chaque jour plus douloureux de la miction est venu se joindre un changement considérable dans la forme et la consistance de la verge. Celle-ci est constamment dure, comme traversée par une tige rigide qui lui impose, au lieu de la direction pendante d'autrefois, une direction horizontale, à légère concavité supérieure. Ainsi, chez ce pauvre diable, se trouve réalisé bien prosaïquement un idéal rêvé par certains poètes : celui de l'érection perpétuelle.

Cette nouvelle attitude de l'organe est également pénible le jour et la nuit. Le jour, le malade est obligé de se munir d'un sac de cuir qui gante la verge et la protège contre le frottement douloureux de ses instruments de travail et même de son pantalon. La nuit, il matelasse la partie supérieure de ses cuisses rapprochées d'une épaisse couche de linge qui supporte le pénis, devenu sans cela trop lourd et rendant tout sommeil impossible.

Le corps rugueux que le malade sent dans son canal

était d'abord mobile : on pouvait à volonté le faire
avancer et reculer. Depuis un an, il est à peu près fixe
et remplit entièrement le calibre de l'urètre. De là, les
désordres croissants de l'excrétion urinaire.

Il y a deux mois surtout que la situation est intolérable. Tout travail est supprimé, les douleurs de la
verge sont atroces et continues; la miction, chaque jour
plus gênée, en est arrivée au point que maintenant la
rétention est complète. La vessie, distendue, remonte à
l'ombilic.

Le méat est rétréci et admettrait difficilement une
bougie nº 9. Quatre fissures s'en échappent et lui donnent la forme d'un H à branches latérales divergentes
en haut et en bas.

En saisissant la verge à pleine main, on la sent
alourdie et durcie par un corps résistant qui bourre le
canal et dont l'extrémité antérieure apparaît au méat
sous l'aspect caractéristique d'un calcul. C'est l'effort
incessant du calcul en avant qui a fissuré l'orifice
urétral en quatre points. Tel le col utérin se déchire au
moment de l'accouchement pour livrer passage au
fœtus.

A la partie inférieure du gland, l'urètre est plus
proéminent que dans le reste de la verge. La fosse
naviculaire paraît contenir la partie la plus volumineuse
du calcul.

Une indication pressante s'impose : faire pisser le
malade immédiatement. Tout accès étant fermé du côté
de l'urètre, M. Darlan ponctionne la vessie au-dessus
du pubis et arrête l'écoulement dès que le malade se
sent soulagé. Se tournant alors du côté du calcul, le
chirurgien s'apprête à l'extraire en complétant la dilatation du méat commencée spontanément. Il introduit

pour cela une petite pince à forcipressure fermée dans
l'urètre où elle repousse un peu le calcul. Puis les deux
mors de l'instrument sont écartés de manière à élargir
davantage la porte de sortie. La pince est alors retirée,
le calcul la suit et se montre au dehors où M. Darlan le
saisit avec les doigts et très habilement le retire tout
entier. Un flot d'urine jaillit, inondant le lit et l'opérateur. Une petite hématurie l'accompagne qui, en quelques instants, s'arrête d'elle-même.

Le chirurgien se met en mesure de faire dans le canal
et la vessie des lavages boriqués et de placer une sonde
à demeure pour quelques jours. Mais le malade, dédai-
gneux de ces soins qu'il juge superflus, se refuse à tout
et prie M. Darlan de ne plus repasser, *pour ne pas
augmenter les frais.* Des bains de siège, des lotions à
l'eau de mauve suffiront à le guérir.

Revu trois ans plus tard — il y a de cela quelques
semaines — l'opéré, âgé de soixante-dix ans, est en
excellent état. Il urine à merveille et ne souffre plus. La
verge a la flaccidité qui convient à cet âge. Aucune trace
de calcul. Le prépuce, complètement soudé au gland, le
recouvre presque en totalité à l'exception d'une surface
arrondie, large comme une pièce de cinquante centimes.
Le limbe préputial est mince et présente l'aspect d'un
tissu cicatriciel blanchâtre. Au centre de cette surface
est le méat très dur. On y retrouve de chaque côté, en
haut et en bas, quatre prolongements cicatriciels, consécutifs aux éraillures produites par l'extraction du calcul.
Sous le gland existe une cicatrice transversale, longue
d'un centimètre. Elle a remplacé le trajet fistuleux
qui correspondait au point le plus déclive de la fosse
naviculaire, habitée elle-même par la grosse saillie du
calcul.

Celui-ci a mis plus de deux ans pour atteindre les dimensions surprenantes que nous lui constatons.

Examen du calcul. — Ce calcul a la forme d'un fuseau aplati. Sa couleur est blanc sale, son aspect celui des calculs phosphatiques. Finement granuleux à sa surface, il présente de petites aspérités, plus marquées dans la partie postérieure. Le segment antérieur est moins rugueux. Il existe une face concave, qui était tournée en haut et se moulait sur la paroi supérieure de l'urètre. Elle va s'effilant en arrière et s'élargit en avant, pour se rétrécir ensuite au niveau même du bout antérieur. La face inférieure, convexe et plus régulière que la précédente, correspondait à la paroi inférieure du canal. Elle offre, à deux centimètres de l'extrémité antérieure, une saillie arrondie, que logeait la fosse naviculaire dilatée. Les bords sont mousses et servent d'intermédiaires entre les deux faces supérieure et inférieure avec lesquelles ils se continuent insensiblement. L'extrémité postérieure est rugueuse et pointue. L'extrémité antérieure a la forme d'un mamelon, elle est beaucoup plus lisse.

Les *dimensions* du calcul sont les suivantes :

La longueur maxima, prise sur la convexité, mesure neuf centimètres; la longueur de la face concave est de huit centimètres. Le périmètre maximum, pris au niveau de la saillie naviculaire, donne sept centimètres.

Le *poids* est de 21 grammes.

La *coupe longitudinale* est blanchâtre. Elle est accidentée de strates concentriques ovalaires, dont l'axe d'abord rectiligne en avant, s'est incurvé de plus en plus par la suite, à mesure que le calcul se développait en arrière. Cette incurvation correspond à la concavité de la face supérieure. Le point autour duquel se sont déposées ces

WOLUMINEUX CALCUL DE L'URÈTRE

(Dr E. LOUMEAU)

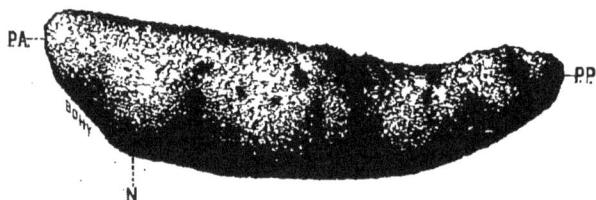

FIG. I.

PROFIL DU CALCUL (GRANDEUR NATURELLE)

PA. Pôle antérieur. — PP. Pôle postérieur. — N. Mamelon
occupant la fosse naviculaire.

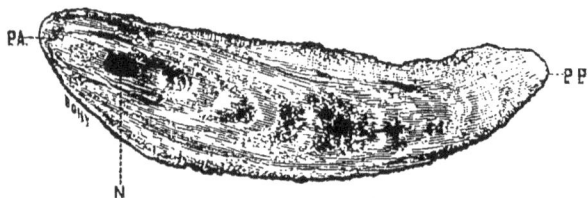

FIG. II.

COUPE LONGITUDINALE DU CALCUL

PA. Pôle antérieur. — PP. Pôle postérieur. — N. Noyau originel
d'oxalate de chaux.

Planche IV

couches secondaires est excentrique. Il est situé près du pôle antérieur, à deux centimètres de l'extrémité, à peu près au niveau du mamelon naviculaire. Il est nettement indiqué sur la coupe par un grain d'un gris ardoisé, très dur.

L'*analyse chimique* a été faite par M. le professeur agrégé Carles, que je tiens à remercier ici de sa très gracieuse obligeance. Voici textuellement la note qu'il a bien voulu rédiger à mon intention :

« Le *noyau* de ce calcul pèse à peine 2 centigrammes. Il est constitué par de l'oxalate de chaux à peu près pur (insoluble dans l'acide acétique, soluble dans les acides minéraux, précipitable par les alcalins, neutre au tournesol; mais, après calcination, formé de carbonate de chaux et de chaux caustique).

» Le *corps* du calcul est formé en proportion décroissante par :

» 1° Du phosphate de chaux tribasique;

» 2° Du phosphate ammoniaco-magnésien;

» 3° Une matière animale azotée, sans urates.

» Il nous paraît que l'on peut expliquer la formation de ce calcul comme suit :

» Dans une des cavités de l'urètre s'est arrêté d'abord le calcul d'oxalate de chaux provenant de la vessie. Là, il a déterminé sur place un petit foyer d'irritation et rendu le terrain favorable à l'évolution des ferments de l'urine, de telle sorte que, dès qu'une des torulacées urinaires, communes sous le prépuce, est parvenue en cet endroit, elle a pu pulluler à l'aise et, comme conséquence première, décomposer l'urée de l'urine qui mouillait le calcul en carbonate d'ammoniaque. Ce sel alcalin, à son tour, a saturé les acides de l'urine indispensables au maintien des phosphates en dissolution et finalement ceux-ci, devenus libres, ont cristallisé sur le noyau d'oxalate. A partir de ce moment, la fermentation alcaline de l'urine s'est établie localement en permanence et toutes les gouttes d'urine qui ont séjourné au contact du calcul ont éprouvé le même sort, apportant chacune son contingent de phosphates.

» Une pareille réaction chimique se produit souvent dans les vases de nuit, l'été surtout, avec la même conséquence fatale qui se traduit par une cristallisation du phosphate ammoniaco-magnésien et par un dépôt amorphe du phosphate de chaux. »

Aux renseignements précédents, qui m'ont été fournis tant sur l'évolution clinique de ce calcul que sur sa composition chimique, je tiens à joindre quelques mots pour faire ressortir les côtés les plus intéressants de cette très remarquable observation.

Quatre points me semblent devoir être surtout mis en relief : la pathogénie du calcul, son volume, son évolution clinique, son extraction.

Pathogénie. — Il s'agissait d'un *calcul de l'urètre pénien,* à la formation duquel trois facteurs principaux avaient concouru : l'atrésie congénitale du méat, la dilatation de la fosse naviculaire qui en fut la première conséquence, enfin l'apparition et l'arrêt dans cette fosse naviculaire dilatée d'un noyau d'oxalate de chaux. Ce noyau, qui n'a pu franchir le méat, a constitué, dès son arrivée dans le canal, un calcul d'origine extra-urétrale, ce qu'on appelle un *calcul migrateur.* Bientôt, et de la manière indiquée si clairement par le chimiste autorisé dont nous avons invoqué l'appui, le calcul initial a amorcé l'encroûtement calcaire. Il s'est entouré sur place de couches phosphatiques secondaires qui, par leur importance prépondérante, en ont fait un *calcul autochtone*, c'est à dire un calcul auquel on peut assigner en définitive une origine urétrale.

La malformation congénitale de son méat, cause de tout le mal, fut d'ailleurs pour ce malade la source de bien d'autres ennuis.

Avant l'apparition du calcul, c'était la gêne mictionnelle. L'excrétion urinaire se faisait en deux temps : arrivée de l'urine vésicale dans la poche naviculaire; évacuation consécutive de cette poche ressemblant à une deuxième petite vessie, placée sur le trajet de l'urètre, en arrière du méat. Grande gêne encore du côté des fonctions génitales dont nous avons signalé les tristesses au double point de vue de l'acte lui-même et de la fécondation.

Après la formation du calcul, apparaissent les accidents qui lui sont propres et sur lesquels nous reviendrons dans un instant.

Ce calcul urétral s'est accru, suivant la règle, d'avant en arrière, par l'extrémité sans cesse en contact avec l'urine. De là, la situation classique du noyau au pôle antérieur et la disposition des strates phosphatiques se superposant plus épaisses et plus allongées vers l'extrémité postérieure.

Le *volume* de ce calcul n'est pas le côté le moins intéressant de son histoire. Il est bien rare, en effet, d'en observer de plus gros et même de pareils. Ce sont alors de véritables exceptions que les auteurs se plaisent à reproduire à titre de curiosités.

Tel le cas de ce sous-officier, âgé de vingt-un ans, à qui le professeur Lanzert (de Saint-Pétersbourg) enleva un calcul urétral très volumineux, composé de six pièces articulées les unes avec les autres. (Rapporté et figuré par Voillemier.)

Le professeur Folet (de Lille) enleva par la taille urétrale, à un garçon de quinze ans, un calcul ovoïde, allongé, mesurant quatre centimètres et demi dans son grand axe, deux centimètres et demi dans son petit axe et pesant 30 grammes. Il était situé en arrière du bulbe, dans la portion membraneuse du canal (¹).

Bouilly, dans son *Manuel de Pathologie,* cite l'observation d'un malade auquel Fleury retira, par la boutonnière urétrale, un calcul piriforme mesurant cinq centimètres de longueur.

Mathis raconte, dans le *Recueil de Médecine militaire* pour l'année 1875, avoir enlevé par le périnée un calcul urétral pesant 75 grammes.

Zeissl, dans son mémoire sur les *calculs urétraux,* dit que ces calculs atteignent quelquefois des dimensions considérables, jusqu'à 780 gr. (²).

En moyenne, les calculs de l'urètre ont un poids inférieur à 2 ou 3 grammes et un volume qui ne dépasse pas un centimètre.

En revanche, leur nombre peut compenser la modicité de leur volume. Sous le rapport numérique, l'on pourrait rappeler plusieurs exemples qui tiennent du prodige.

(¹) *Ann. génit.-urin.,* 1884.

(²) M. Zeissl. *Ueber die Steine in der Harnröhre des Mannes.* Stuttgart, Ferd. Enke, 1873, p. 64, in *Ann. génit-.urin.,* 1884.

Tesjakow a observé un jeune homme de dix-huit ans, dont le canal renfermait vingt pierres phosphatiques dans la portion allant de la région membraneuse à deux centimètres du méat. Leur poids total était de 120 grammes [1].

Sentex (de Saint-Sever) sortit d'un urètre 32 calculs [2]. Il en existait 83 chez un indien qu'opéra Sibthorpe (de Madras) [3], 220 chez le malade souvent cité de Civiale [4].

Dans ces diverses circonstances, les concrétions calcaires étaient réparties soit dans tout le canal, soit dans les régions profondes (bulbaire, membraneuse, prostatique), de toutes les plus dociles à la distension.

Dans le cas actuel, le calcul était *exclusivement pénien,* localisé par conséquent dans une partie du canal où l'on voit très exceptionnellement une pierre acquérir de semblables proportions.

C'est à cette portion pénienne de l'urètre qu'appartenait, chez un homme de trente-six ans, opéré par Brown, un calcul ovale mesurant cinquante-sept millimètres de longueur, soixante-quatre millimètres de circonférence à sa partie la plus grosse et pesant 15gr90. Le malade avait eu de la douleur et de la difficulté pour uriner pendant dix ans et, pendant plusieurs années, il avait remarqué un gonflement s'étendant en arrière, à partir de la base du gland.

---

[1] M. R.-S. Tesjakow. *Médic. obosrenje,* 1889, nᵒˢ 2, 3 ; d'après *Centr. f. Chir.,* 1889, p. 389, in *Ann. génit.-urin.,* 1889.

[2] Soc. Chir., 1885.

[3] *Ann. génit.-urin.,* 1888.

[4] Civiale. *Maladies des organes génito-urinaires,* t. I., p. 666.

Contrairement à toutes les prévisions, les rapports sexuels n'avaient jamais été gênés et jusqu'à ce jour n'avaient pas fait assez souffrir le malade pour l'engager à se faire soigner (¹).

Le Dᵣ Harvey Mudd (de Saint-Louis) rapporte l'histoire d'un nègre, âgé de quarante-huit ans, dont la vessie et l'urètre profond contenaient plusieurs pierres. En avant du bulbe, il existait, en outre, un calcul pesant 16ᵍʳ86 et mesurant sept centimètres et demi de circonférence, que le chirurgien dut extraire par l'urétrotomie externe (²).

Notre calcul, plus volumineux que les deux précédents, tire également un de ses principaux attraits de la portion si peu extensible où il a pris naissance et s'est développé, l'urètre pénien.

Les *symptômes cliniques* auxquels a donné lieu le calcul de ce malade, ont été : la dysurie, la douleur, les fistules, puis la rétention complète. Rarement assez gros pour obstruer la lumière urétrale, les calculs de l'urètre se révèlent, dit Guyon, « plutôt par des phénomènes douloureux que par des signes de rétention ». Cette complication n'a éclaté ici qu'en tout dernier lieu, lorsque le canal devint absolument bouché. Alors seulement et se voyant acculé dans une étroite impasse, où le choix s'imposait entre la chirurgie ou la mort, le malade se tourna vers la chirurgie qui le guérit. Sans la rétention d'urine, il eût sans doute longtemps encore nourri et laissé prospérer son

---

(¹) M. H. Brown. *Lancet*, 24 sept. 1887. *N.-Y. med. Journ.*, 31 déc. 1887, in *Ann. génit.-urin.*, 1888.

(²) *Ann. génit.-urin.*, 1889.

calcul jusqu'à complète pétrification du canal. Déjà réduite aux dimensions que nous avons signalées, la verge avait un aspect suffisamment imposant, grâce au calcul qui rappelait par sa longueur et sa rigidité l'os pénien des canidés.

Quant au *mode d'extraction* mis en œuvre, il était le plus simple de tous. C'est celui qui consiste à retirer le corps du délit par les voies naturelles. Le débridement du méat, déjà commencé par le calcul, fut aisément complété par le chirurgien qui, rapidement, avec les doigts, put enlever la pierre en entier.

Les choses ont ensuite marché pour le mieux. Le malade est aujourd'hui bien portant, gardant, pour tout souvenir de ses infortunes passées, la cicatrice étiolée qui agrémente son méat.

XIX

Résection involontaire de la vessie au cours d'une laparotomie

« Publiée à titre de *meâ culpâ,* cette observation, qui présente tout au moins le mérite de la sincérité, sera peut-être plus utile à quelque collègue hésitant sur le choix du procédé que le récit d'un brillant succès obtenu sans anicroche et consigné pour la plus grande gloire de l'auteur. »

Ces paroles terminent textuellement un mémoire du professeur A. Reverdin, publié en 1890 dans la *Revue médicale de la Suisse romande.* Il s'agissait d'une pyosalpingite d'abord traitée par la ponction hypogastrique avec contre-ouverture vaginale consécutive et compliquée d'une ulcération de la vessie par le pus. Cet accident, unique jusqu'ici, dit l'auteur, plaide en faveur de l'intervention précoce et large qui est le traitement vraiment chirurgical à apposer aux pyosalpingites. La laparotomie, pratiquée en dernier lieu, amena d'ailleurs la complète guérison de la malade.

C'est avec la même sincérité que je viens faire con‑ naitre un gros accident opératoire qui m'est personnel. Il s'agit de l'ablation involontaire d'une grande partie de la vessie pendant une laparotomie.

(¹) Communication faite à la Société de Médecine et de Chirurgie de Bordeaux, séance du 21 juillet 1893.

Bien qu'il soit plus agréable à la nature humaine de publier surtout les succès retentissants, l'on peut dire qu'aujourd'hui peu de chirurgiens hésitent à confesser loyalement leurs échecs. Au reste, les malades devant toujours dans l'avenir tirer quelque bénéfice de semblables aveux, cette seule considération doit primer toutes les autres.

Dans un travail que nous rappellerons plus loin, Jackson cite le passage suivant d'une lettre de Robert Battey :

« J'ai toujours présente à l'esprit la communication faite par Atlee à la Société américaine de Gynécologie. Pendant une ovariotomie très compliquée, le grand chirurgien déchira littéralement en morceaux la vessie adhérente. Je ne sais pas si les déclarations d'Atlee ont jamais été imprimées, mais le courage et l'honnêteté avec lesquels il raconta publiquement ce fait, pour l'instruction de ses collègues, provoquèrent l'admiration et les applaudissements de tous. »

Un chirurgien n'occupant pas la situation considérable d'Atlee eût sans doute reçu de ses collègues une critique mêlée d'amertume plutôt que des félicitations. L'exemple du grand ovariotomiste ne s'impose pas moins à l'imitation de tous. Je le suivrai fidèlement ici.

Après avoir exposé l'histoire de la malade, j'examinerai certains points relatifs aux incidents qui ont précédé, accompagné et suivi mon intervention. Je rappellerai ensuite quelques documents bibliographiques afférents à la question. Je terminerai par les considérations générales qui me paraissent découler des différents cas d'accidents chirurgicaux de la vessie survenus pendant la laparotomie.

De là, la division naturelle de ce travail en quatre parties : *clinique, critique, bibliographique* et *didactique,* que j'aborderai l'une après l'autre, mais aussi brièvement que possible.

I

Partie clinique.

Observation.

Mme C..., née en 1857, professeur de piano, mère de deux enfants âgés de quinze et onze ans. Fausse couche il y a neuf ans, malade depuis cette époque : douleurs abdominales, dysménorrhée, péritonites multiples. A été soignée à diverses reprises par la cautérisation inefficace du col utérin.

Je la vois pour la première fois en avril 1890. Incapable de marcher et même de se tenir debout. Ventre volumineux, empâté, douloureux. Au toucher vaginal, empâtement péri-utérin chaud, sensible à la pression. Au toucher rectal, tumeur rétro-utérine faisant corps avec la matrice, bombant dans le rectum, dont elle oblitère parfois entièrement la lumière. Douloureuse toujours, pulsatile et fluctuante aux époques menstruelles, elle détermine souvent des épreintes rectales et un écoulement glairo-sanguinolent par l'anus.

Pendant trente mois, décubitus dorsal absolu, injections vaginales très chaudes, pansements vaginaux, bains fréquents, vésicatoires répétés sur le ventre. Impossibilité constante d'instituer aucun traitement intra-utérin, à cause d'une rétroflexion irréductible de la matrice, où l'hystéromètre ne peut pénétrer qu'à une profondeur de deux centimètres.

En octobre 1892, ventre plat et souple partout, sauf au-dessus du pubis et dans les régions iliaques, où persiste une nappe diffuse et dure qui paraît envelopper l'utérus et les annexes. La pression y est un peu douloureuse, principalement au moment des règles. Cet état demeure indifférent à tout traitement médical. La marche reste pénible, la station assise est extrêmement difficile. Une intervention s'impose pour mettre fin à cette infirmité due à une *ovaro-salpingite double avec rétroflexion irréductible de l'utérus produite par des adhérences pelvipéritonéales.*

La malade, intelligente, confiante et docile, accepte avec joie l'opération que je lui propose comme seule capable de la guérir et qui consistera en l'ablation des annexes malades, la réduction de la rétroflexion utérine et l'hystéropexie abdominale.

OPÉRATION.

Laparotomie pratiquée le 20 octobre 1892 avec le concours de MM. Monod, chirurgien des hôpitaux et Duclos, externe des hôpitaux, après toutes les précautions antiseptiques nécessaires. Cathétérisme préalable de la vessie, d'où je retire 30 grammes environ d'urine limpide.

Après chloroformisation complète, incision médiane de la paroi commençant à quatre centimètres au-dessous de l'ombilic et descendant sur une étendue de quatre travers de doigt dans la direction du pubis. Une fois la ligne blanche sectionnée, je découvre tout à fait en bas une masse d'adhérences allant de la paroi abdominale à l'utérus et formant une gangue épaisse qu'il faut disso-

cier, disséquer pour pouvoir ramener en avant le fond
de l'utérus rétrofléchi. Cette couche de fausses membranes anciennes et serrées forme comme une couver-
ture s'étendant du pubis au rectum et tapissant toute
la partie antérieure et tout le fond de la matrice. Après
l'avoir séparée de tous côtés et la croyant uniquement
formée de productions inflammatoires, je la résèque
d'un coup de ciseaux. L'instrument, pourtant solide,
éprouve une certaine résistance et me donne la sensation
d'un tissu plus dur, semble-t-il, que de simples adhérences. Rien toutefois à première vue ne me révèle
autre chose qu'un paquet de néo-membranes, aucun
écoulement sanguin n'en résulte.

Ainsi libéré, l'utérus est attiré sans trop de difficultés
en avant, où je pourrai tout à l'heure le fixer à la paroi
abdominale. Auparavant, j'examine les trompes et les
ovaires. Ces organes sont, des deux côtés, augmentés de
volume et d'une coloration rouge foncé. Ils étaient
situés en arrière de la matrice, dans le cul-de-sac de
Douglas. Je les enlève entre deux solides ligatures à la
soie et je touche au thermocautère le moignon utérin
de chaque trompe. L'utérus est maintenant libre au
milieu de la cavité pelvienne.

Une fois la toilette péritonéale assurée, je procède à
la gastro-hystéropexie.

Une forte aiguille munie d'un fil de soie traverse
d'avant en arrière la paroi abdominale tout entière, un
peu en dehors des bords de la plaie, au niveau du fond
de la matrice. Je pénètre le tissu utérin à la partie la
plus élevée de la face antérieure, sur la ligne qui réunit
l'insertion des deux ligaments ronds et je traverse la
partie superficielle de la couche musculaire dans une
étendue de douze à quinze millimètres. Puis, l'aiguille

pénètre de nouveau, cette fois d'arrière en avant, dans la paroi abdominale sur l'autre lèvre de la plaie. Deux autres sutures sont disposées de la même manière, au-dessus de la précédente. Un léger grattage de l'utérus dans l'espace que circonscrivent ces sutures assurera la facile adhérence de la matrice à la paroi. Les lèvres de la plaie opératoire sont réunies à ce niveau et les trois sutures qui transfixent l'utérus sont nouées au-devant de la paroi abdominale. Le reste de l'incision est suturée au-dessus et au-dessous, de la façon habituelle et la cavité péritonéale se trouve ainsi fermée sans aucun drainage.

Pansement à la vaseline saturée d'iodoforme que recouvre une vaste nappe de gaze sublimée.

Avant de rapporter l'opérée dans son lit, je pratique avec une sonde en verre le cathétérisme de la vessie. La sonde donne simplement issue à quelques gouttes de sang, ce qui fait croire à une blessure vésicale qui a passé inaperçue pendant l'opération.

Réouverture immédiate du ventre.

Je constate avec stupéfaction et non sans un grand désappointement que la vessie a été non seulement ouverte, mais réséquée dans une grande étendue, correspondant à toute la portion libre de ce réservoir. Restent uniquement les portions adhérentes à l'utérus et au vagin avec les deux orifices urétéraux intacts et une partie fort minime de la paroi antérieure.

Impossibilité absolue de reconstituer par la suture une cavité vésicale ayant des dimensions supérieures à celles d'un dé à coudre. Force m'est, devant cette pénurie de tissu, de recourir au procédé de nécessité commandé par les circonstances.

Je suture au catgut le péritoine au-dessus de ce qui

reste de vessie. La cavité péritonéale sera de cette manière absolument fermée et inaccessible aux infections éventuelles de l'avenir. Au-dessous de cette cavité se trouve réalisée une logette, dans laquelle je vais maintenant m'efforcer de refaire un réservoir vésical.

Le lambeau de la vessie resté en contact avec l'utérus et le vagin est disséqué avec grand soin et ramené en avant le plus possible pour pouvoir atteindre la paroi abdominale. Une encoche médiane antéro-postérieure existe sur ce lambeau : je la comble par une minutieuse suture au catgut. J'ai désormais obtenu une toute petite cavité vésicale fermée en haut, en arrière, en bas, mais ouverte en avant où je la marsupialise à la paroi sus-pubienne par de solides sutures à la soie. J'obtiens ainsi un orifice vésico-cutané mesurant trois centimètres de hauteur sur deux centimètres de largeur. Cet orifice sera ultérieurement rempli par du tissu cicatriciel qui pourra concourir à la formation de la paroi vésicale antérieure, maintenant absente. Pour le moment, j'installe les tubes de Périer-Guyon, comme après une taille hypogastrique régulière et je m'assure qu'ils fonctionnent très bien.

La gastro-hystéropexie a été refaite de la même manière que précédemment, par le procédé de Léopold, mais j'ai eu soin de fixer l'utérus le plus haut possible au-dessus du pubis. Le vagin est bourré d'un tampon de gaze iodoformée et le ventre enveloppé d'un vaste pansement sublimé.

Durée totale de l'opération : une heure et demie.

Dose de chloroforme absorbée : 100 grammes.

Elles ont été aussi simples que possible et la température n'a jamais dépassé 37°5.

Les tubes hypogastriques ont rempli parfaitement leur office et laissé passer toute l'urine. Celle-ci, légèrement teintée de sang pendant les trois premiers jours, a repris ensuite son aspect normal.

Les quantités d'urine émises ont été notées jour par jour. Elles ont donné les chiffres suivants qui représentent le résultat de l'excrétion pour les vingt-quatre heures :

Du 20 au 21 octobre.........	300 grammes.
Du 21 au 22 octobre.........	400 —
Du 22 au 23 octobre.........	800 —
Du 23 au 24 octobre.........	800 —
Du 24 au 25 octobre.........	800 —
Du 25 au 26 octobre.........	850 —
Du 26 au 27 octobre.........	1,500 —
Du 27 au 28 octobre.........	2,000 —
Du 28 au 29 octobre.........	1,800 —
Du 29 au 30 octobre.........	1,500 —
Du 30 au 31 octobre.........	1,400 —
Du 31 au 1er novembre......	1,900 —
Du 1er au 2 novembre.......	1,600 —
Du 2 au 3 novembre.........	1,700 —

Le 3 novembre, les tubes hypogastriques sont enlevés ainsi que tous les fils de suture. La plaie abdominale est réunie par première intention dans toute son étendue. Seul est resté béant l'orifice qui donnait passage aux tubes vésicaux et sur lequel est appliqué à plat un gâteau de gaze sublimée. Une sonde de Malécot est

mise à demeure, par l'urètre, dans la vessie et son
orifice périphérique reste constamment baigné dans un
urinal antiseptique placé en contre-bas, entre les cuisses
de la malade.

Du 4 novembre au 15 décembre, la sonde de Malécot
est renouvelée deux fois par semaine.

Le 15 décembre, elle est définitivement supprimée. A
ce moment, la plaie sus-pubienne est solidement cicatrisée.

Depuis le 15 décembre, la miction se fait normalement par l'urètre, mais pas plus souvent, nous dit la
malade, qu'avant l'opération. Car toujours et cela
depuis longtemps, ajoute-t-elle, elle était obligée
d'uriner à tout instant. Chaque fois, elle ne rendait que
quelques gouttes de liquide, fait important sur lequel
notre attention n'avait jamais été attirée.

RÉSULTATS ÉLOIGNÉS DE L'OPÉRATION.

Ces résultats, enregistrés près de neuf mois après
l'opération, doivent être envisagés à un triple point de
vue : *génital, urinaire* et aussi *mental,* en raison des
troubles cérébraux post-opératoires dont nous n'avons
pas encore parlé et sur lesquels nous reviendrons tout
à l'heure.

1° *Résultat génital.* — Les phénomènes douloureux
ont complètement disparu. Le ventre est mou, indolent.
La malade marche toute la journée, fait même quelquefois de très longues courses, sans accuser la moindre
fatigue. L'utérus a conservé la situation qui lui a été
imprimée par l'hystéropexie. Quant aux règles, elles

n'ont jamais reparu, pas plus que les désirs sexuels. La
malade est à cet égard d'une frigidité absolue, ce qui
contraste beaucoup avec sa nature affectueuse et cares-
sante d'autrefois. D'ailleurs, aucun trouble fonctionnel
aux époques où jadis apparaissait le sang menstruel.
Plus d'obstacle à la circulation des matières fécales; le
rectum est absolument libre. Par le toucher rectal, on
sent la paroi postérieure de l'utérus libre et lisse, mais
fortement inclinée en avant.

2° *Résultat urinaire.* — Les besoins d'uriner se font
sentir environ toutes les trois ou quatre heures. La malade peut toujours leur résister et n'accomplit la miction que volontairement. La vessie tolère sans souffrance
360 grammes de liquide, ce qui semble invraisemblable
en raison du peu d'étoffe qui a servi à façonner une
nouvelle cavité vésicale. Au moment de sa distension
maxima, celle-ci présente l'aspect et le volume d'une
grosse orange qui fait saillie au-dessous du pubis et
remonte jusqu'à quatre travers de doigt au-dessous de
l'ombilic. Lorsque la malade a fini d'uriner, elle est
obligée, pour obtenir l'entière satisfaction du besoin
accompli, de se plier en avant et de faire effort. Alors
seulement, l'urine achève de s'écouler au prix de quelques tiraillements partant de l'extrémité inférieure de
la cicatrice opératoire. A ce niveau, qui correspond à
l'emplacement occupé naguère par les tubes de Périer,
l'on sent persister une adhérence profonde avec les
tissus sous-jacents. Cette adhérence est due au tissu
cicatriciel qui a obturé en avant la vessie et fait
aujourd'hui partie intégrante de la paroi vésicale. Elle
explique l'impossibilité qu'a ce réservoir de revenir
complètement sur lui-même pour chasser les dernières

gouttes et la nécessité qui s'impose à la malade de contracter ses muscles abdominaux et de fléchir le tronc
pour parfaire l'évacuation entière de l'urine.

Le vagin est libre, même quand la vessie renferme
les 360 grammes de liquide que nous y avons injectés.
C'est à peine si l'on perçoit à ce moment une légère
saillie de la paroi vaginale antérieure. Cette paroi n'est
que diminuée en hauteur, et cela d'une manière permanente, par l'inclinaison antérieure de l'utérus.

Afin de bien montrer l'étendue du délabrement fait à
la vessie et la disposition des parties avant et après la
réparation de cet accident, j'ai fait dessiner la planche V.

Elle contient quatre figures schématiques reprodui-
sant une coupe verticale antéro-postérieure d'un bassin
de femme, abstraction faite des adhérences péritonéales,
de la rétroflexion utérine et de l'hystéropexie dont on a
volontairement négligé la figuration.

La figure 1 représente un bassin normal, c'est à dire,
d'avant en arrière, la paroi abdominale antérieure, la
vessie, le conduit vagino-utérin, le rectum, la colonne
vertébrale. En haut, un trait noir, très accentué, indique
les contours du péritoine pelvien.

La figure 2 montre en blanc et simplement limitée
par un petit pointillé toute la partie du réservoir vésical et du péritoine qui a été réséquée.

Sur la figure 3, on voit la fermeture, par une suture
sus-vésicale, de la cavité péritonéale. Cette suture a
nécessité un fort rapprochement du péritoine utérin et
du péritoine pariétal, rapprochement d'ailleurs facilité
par la gastro-hystéropexie. Au-dessous de la suture
péritonéale, les bords du reliquat vésical sont fixés aux
bords de la plaie abdominale. Dans cette cavité urinaire,

RÉSECTION INVOLONTAIRE DE LA VESSIE
AU COURS D'UNE LAPAROTOMIE

(Dʳ E. LOUMEAU)

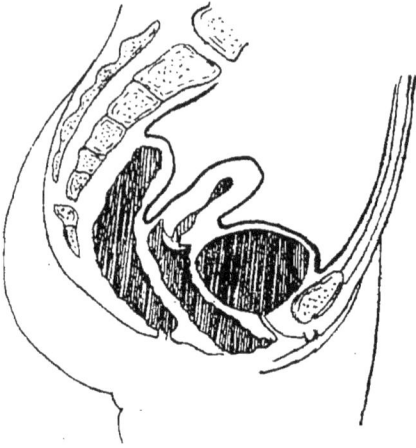

Fig. I

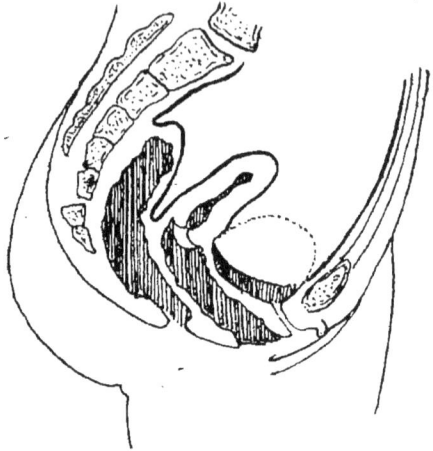

Fig. II

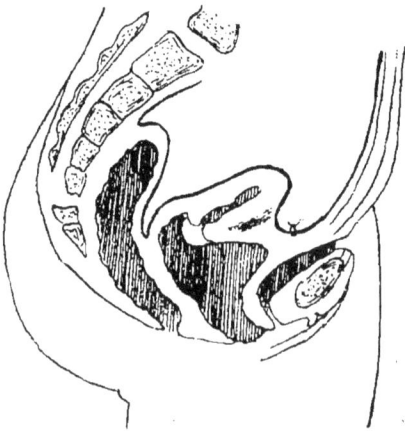

Fig. III

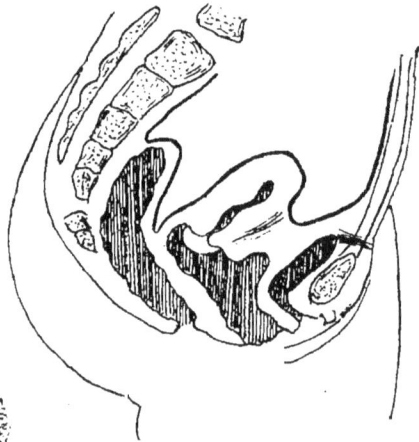

Fig. IV

Planche V

bien distincte de la cavité péritonéale, sont fixés les tubes sus-pubiens de Périer-Guyon.

Dans la figure 4, la guérison est accomplie. Le drainage hypogastrique, supprimé, est remplacé par un tissu de cicatrice qui clôt complètement en avant la cavité vésicale. Une loge sous-péritonéale, suffisamment spacieuse, permet à la vessie de se dilater et de se rétracter, à une distance relativement grande du point où l'utérus adhère à la paroi abdominale.

3° *Résultat mental*. — Le point noir de cette observation est qu'il persiste, à l'heure actuelle, des troubles cérébraux apparus pour la première fois le 28 octobre 1892, huit jours après l'opération.

Au début, la malade avait des hallucinations. Elle voyait dans son lit Béhanzin, dont il était alors beaucoup question à propos de la guerre du Dahomey. Elle entendait chuchoter des hommes et des femmes cachés derrière les meubles. Plus tard, elle devint persuadée qu'elle avait débauché son propriétaire, dont la femme est sa meilleure amie et l'a soignée avec un dévouement sans pareil. C'est là un crime qui la rend honteuse vis-à-vis de tout le monde. Elle est indifférente à son mari et à ses enfants, qu'elle entourait autrefois de la plus vive tendresse. Le 18 novembre, dans un accès aigu, elle se frappa violemment à la tête pour se châtier de la faute dont le souvenir l'obsède sans cesse. Il lui semble toujours qu'autour d'elle on murmure, on dit du mal d'elle. De peur d'augmenter les bruits dont ses oreilles sont constamment assiégées, elle s'abstient elle-même de parler. Taciturne, toujours absorbée par des préoccupations intérieures, elle ne mange pas ou bien mange gloutonnement, s'inquiétant fort peu que ses aliments

soient bouillants ou glacés. Il faut bien dire aussi que
l'état mental de la malade est, de l'avis de ceux qui l'entourent, profondément influencé par la grande gêne qui
se fait sentir chaque jour davantage dans le ménage.

Pour cette folie post-opératoire que j'ai de suite im-
putée à la suppression des ovaires chez une femme
jeune encore, j'ai cru devoir, de concert avec mon distingué confrère, le Dr Régis, chargé du Cours de clinique des maladies mentales à la Faculté, faire pratiquer
à la malade des injections hypodermiques de suc ovarien. Pour cela, nous avons eu recours à l'obligeance du
professeur Ferré qui a dirigé avec beaucoup de soin ce
traitement. Les résultats de ces injections séquar-
diennes et l'examen mental de mon opérée ont, d'ailleurs, été rapportés à la Société de Médecine, il y a
quelques semaines, par M. Régis. Nous ne pouvons
mieux faire que de renvoyer à ce travail pour tout ce
qui concerne les troubles psychiques que nous avons
seulement indiqués ici afin de ne rien supprimer des
conséquences fâcheuses qu'a eues, dans ce cas, la laparotomie.

EXAMEN DES PIÈCES RETIRÉES PAR LA LAPAROTOMIE.

I. PIÈCES GÉNITALES. — *a. Examen macroscopique :* Les
trompes et les ovaires sont, je l'ai déjà noté, augmentés
de volume et fortement congestionnés, mais n'offrent
ni kyste, ni abcès, ni épanchement sanguin. A la coupe
longitudinale, on trouve au milieu du tissu ovarien,
très rouge, une dizaine de points d'un blanc laiteux,
gros comme des grains de millet et rappelant l'aspect
des tubercules.

b. Examen microscopique : Pratiqué au laboratoire

d'anatomie pathologique de la Faculté, cet examen a démontré, du côté des trompes, l'existence à un faible degré d'une *salpingite végétante*. Du côté des ovaires, on constate une *dilatation modérée des vaisseaux du parenchyme ovarien,* sans augmentation des faisceaux conjonctifs. Le nombre des ovules de la zone corticale ne paraît pas sensiblement diminué. Aucune trace de suppuration ni d'éléments étrangers au tissu ovarien normal.

II. PAROI VÉSICALE. — La seule portion de vessie réséquée qu'il nous a été possible de retrouver après l'opération correspond à la partie antérieure et au sommet de cet organe. Elle a une forme à peu près triangulaire, à base inférieure et à sommet correspondant au point le plus élevé du réservoir vésical. Après huit mois de macération dans l'alcool, elle mesure sept centimètres de largeur et cinq centimètres de hauteur. Elle est doublée extérieurement de fausses membranes qui l'avaient entraînée et solidement fixée à toute la face antérieure de l'utérus rétrofléchi.

II

Partie critique.

L'observation que nous venons de reproduire comporterait trois côtés fort intéressants à étudier : la lésion génitale, le trouble cérébral qui a suivi l'opération, enfin l'accident urinaire.

Je négligerai à dessein les deux premiers points

pour retenir uniquement le troisième, qui fait le principal objet de cette étude.

Pour ce qui concerne les lésions utérine et annexiennes, je me contenterai de souligner le rôle prépondérant tenu chez ma malade par la rétroflexion irréductible, par l'obstacle qui en résultait à chaque menstruation dans le drainage naturel du conduit utérin. Je me demande même si la gastro-hystéropexie n'eût pas constitué une opération suffisante et si la conservation des annexes, en réalité peu malades, n'eût pas été plus profitable à mon opérée. C'est là une réflexion que me suggèrent et le résultat de l'examen à peu près négatif pratiqué sur les trompes et les ovaires et aussi le trouble mental survenu quelques jours après mon intervention.

Cette folie persistante, à laquelle notre malade était sans doute prédisposée par la tare cérébrale relevée par M. Régis dans ses antécédents héréditaires, n'a peut-être pas eu d'autre cause déterminante que la castration complète pratiquée ainsi en pleine période d'activité génitale. Mais je n'insiste pas sur ces considérations fort hypothétiques et j'arrive à la blessure vésicale.

Existait-il avant la laparotomie des signes capables de me faire soupçonner une situation anormale de la vessie et redoubler de prudence dans la dissection des adhérences? Pouvais-je, une fois l'abdomen ouvert, éviter facilement cet accident? Une fois la faute commise, comment la reconnaître, comment la réparer? Enfin, quels en ont été les résultats? Toutes questions qu'il est maintenant aisé de résoudre et que nous

envisagerons méthodiquement avant, pendant et après
l'opération.

Étant données l'ancienneté et les poussées nombreuses de la pelvi-péritonite, j'aurais dû m'enquérir
de l'état de la miction. Sur une simple question dans
ce sens, la malade m'eût clairement édifié en me
disant (comme elle le fit par la suite) les troubles urinaires qu'elle ressentait depuis longtemps. Miction
fréquente, donnant seulement issue à quelques gouttes
d'urine : cela suffisait à impliquer un amoindrisse-
ment notable de la capacité vésicale, partant un englo-
bement serré de la vessie dans une masse d'adhérences
dont la dissection m'eût imposé les plus grands ména-
gements.

L'état particulier de cette vessie, qu'il importait à
un si haut point de connaître à l'avance, fut ignoré
par moi. Pour être très commune, cette lacune du
diagnostic n'en constitue pas moins une première
faute, grosse de conséquences fâcheuses.

PENDANT L'INTERVENTION.

A partir du moment où j'ai commencé la laparotomie, trois actes chirurgicaux se sont succédé :
l'opération génitale proprement dite compliquée de
l'accident vésical, puis le diagnostic de cet accident,
enfin la réparation de la blessure.

Le *premier acte* fut rendu très laborieux par l'épaisseur, la solidité des adhérences. Elles étaient difficiles
à désunir, mais un peu plus de patience m'eût peut-

être permis d'en venir à bout à l'aide des doigts ou
d'un instrument mousse quelconque. Les ciseaux
amenèrent une solution plus prompte, l'on sait à quel
prix. Malgré la sensation de résistance toute particulière que me donna la section de ces adhérences, sensation qui me laissa un instant perplexe, je ne songeai
point à la vessie, car ni sang ni urine ne s'écoulèrent
sous mes yeux. Je manœuvrais d'ailleurs sur le corps
de la matrice, fortement réclinée vers le rectum, et ne
pouvais soupçonner que la vessie pùt être à ce point
déplacée.

Le *second temps* de l'acte chirurgical commence
avec le diagnostic de la lésion vésicale. Ce diagnostic
ne fut pas fait de suite, sur le ventre ouvert. Cela ne
surprendra pas les chirurgiens qui savent avec quelle
porte d'entrée relativement exiguë l'on travaille, en
pareil cas, sur les organes pelviens. Et puis, j'étais si
loin de m'attendre à pareille mutilation! Le cathétérisme me permit heureusement de reconnaître après
coup mon erreur. C'est là une manœuvre capitale,
indispensable après toute laparotomie. Elle acquit,
dans le cas présent, une valeur de premier ordre. En
m'amenant quelques gouttes de liquide sanglant, la
sonde trahissait évidemment une lésion opératoire de
la vessie. Depuis une heure, en effet, que l'opération
avait commencé, une quantité relativement abondante
d'urine, supérieure à coup sûr aux quelques gouttes
retirées par le cathétérisme, avait dù s'accumuler dans
le réservoir vésical. En outre, ce liquide, retiré parfaitement limpide avant la laparotomie, devait maintenant sa couleur rutilante à un accident chirurgical.

Minime quantité d'une part, aspect hématique d'autre part : ces deux conditions constituaient une indication nette et précise. Il fallait faire sauter la suture et voir.

Le *troisième temps chirurgical* commence au moment où la vessie est reconnue blessée. Que faire? La suture immédiate des lèvres de la plaie s'imposait très naturellement s'il se fût agi d'une simple section ou d'une excision peu étendue de la paroi. Ici, la suture n'était pas possible, car il ne restait pas assez de paroi pour refaire une cavité compatible avec les fonctions d'un réservoir utile. Le mode de réparation indiqué est, croyons-nous, celui que nous avons utilisé d'accord avec notre ami Monod. Tout d'abord, oblitérer par en haut la cavité péritonéale, de façon à fermer la porte à la pénétration éventuelle de l'infection septique ou de l'infiltration urineuse. Puis, reconstituer la paroi supérieure de la vessie par une suture médiane et finalement aboucher l'orifice béant de ce minuscule réservoir avec les bords de la plaie abdominale. L'adaptation du drainage hypogastrique devait achever la réalisation du seul but qu'il fût permis de viser ici : la réparation en deux temps successifs de la vaste brèche ainsi produite.

Après l'intervention.

Le résultat chirurgical a été (abstraction faite de la folie post-opératoire) des plus heureux.

La guérison s'est faite avec une grande simplicité. Aucune entrave n'est venue la contrarier. Pas le moindre mouvement fébrile. Seule, est à signaler la notable diminution de l'excrétion urinaire observée pendant les deux premiers jours consécutifs à l'opération : 300 grammes le lendemain, 400 grammes le surlendemain. Faut-il accuser de cela le régime débilitant, la diète presque absolue imposée à l'opérée? Ou bien doit-on faire intervenir un réflexe vésico-rénal émanant de la vessie gravement intéressée et exerçant sur la fonction rénale une action inhibitoire momentanée? En tous cas, le phénomène ne persista pas longtemps. Dès le troisième jour, la quantité d'urine émise montait à 800 grammes pour atteindre rapidement les chiffres élevés que nous avons signalés précédemment.

Quant au résultat thérapeutique de l'intervention, il n'a été aucunement influencé par la complication opératoire due à la blessure de la vessie. S'il a été déplorable au point de vue mental, il fut de tous points excellent en ce qui concerne la disparition définitive des troubles utérins et le rétablissement parfait des fonctions urinaires. Celles-ci ont été récupérées entièrement en dépit de la perte de substance énorme subie par la vessie.

Il semble même bizarre et paradoxal de voir la malade uriner beaucoup mieux et bien moins souvent après avoir ainsi perdu la moitié de sa paroi vésicale. Cette apparente anomalie s'explique facilement par les conditions toutes différentes où se trouve une vessie normale, mais étranglée par de solides adhérences — ce qui était le cas avant l'opération — et une vessie, même très petite, libre de se mouvoir dans une loge indépendante, résultat obtenu chez notre opérée.

III

Documents relatifs à l'histoire des plaies de la vessie pendant la laparotomie.

Si les documents abondent sur les traumatismes accidentels de la vessie, la littérature est pauvre, au contraire, en ce qui concerne les blessures vésicales faites par le chirurgien pendant la laparotomie.

Le premier travail d'ensemble paru sur la question est dû au professeur Eustache (de Lille) et fut communiqué, en 1879, à l'Association française pour l'avancement des Sciences (Congrès de Montpellier), puis reproduit en 1880 dans le *Journal des Sciences médicales de Lille* et dans les *Archives de Tocologie*. Dans ce mémoire, intitulé : *De la lésion des organes urinaires pendant l'opération de l'ovariotomie*, l'auteur envisage successivement les blessures pouvant affecter le rein, l'uretère, la vessie. Il rapporte ensuite dix observations de lésions opératoires de la vessie dont une lui est personnelle. Dans ce dernier cas, l'ouverture involontaire du réservoir urinaire fut pratiquée à plus de dix centimètres au-dessus du pubis, bien que le cathétérisme évacuateur eût été pratiqué avant la laparotomie. La suture vésicale amena une guérison facile. Sur l'ensemble des dix cas rapportés, il n'y eut que trois morts.

En 1881, G. Thomas [1] publie huit autres faits, dont un lui appartient personnellement, d'ouverture vési-

---

[1] G. Thomas. *Trans. american Gyn. Soc.*, t. VI, 1881.

cale pendant la laparotomie. Chez son opérée, la vessie, dilatée au-devant du kyste ovarique, remontait « vers un point situé à mi-chemin entre l'ombilic et l'apophyse xiphoïde et descendait latéralement dans la région lombaire. » La plaie vésicale fut suturée et la guérison rapidement obtenue. L'auteur insiste sur les adhérences et les déplacements du réservoir vésical. Généralement, dit-il, les choses se passent de la manière suivante : la vessie contracte des adhérences quand la tumeur est petite et, quand celle-ci s'accroît, elle se trouve refoulée graduellement dans toutes les directions. Dans d'autres cas, qui sont peut-être les plus fréquents, la vessie est simplement allongée et ressemble à la peau d'un gros saucisson. G. Thomas ajoute qu'il existe 22 observations connues dans lesquelles la vessie a été ouverte au cours de la laparotomie et que, sur ces 22 cas, l'on compte 14 morts et 8 guérisons.

En 1883, Atlee raconte avec détails l'observation d'une ovariotomie pendant laquelle la vessie dilatée fut déchirée au moment de la séparation des adhérences, puis aussitôt suturée. Sa malade guérit ([1]).

La même année, S. Pozzi publie, dans les *Annales génito-urinaires* ([2]), le cas d'une malade qu'il opéra d'une double ovariotomie. La vessie, qui présentait une élongation extraordinaire, fut largement ouverte.

([1]) Atlee. *American Journal medical Sciences,* vol. LXXXV, janvier 1883, p. 119 et suiv.

([2]) S. Pozzi. Suture de la vessie pour une très grande plaie extra et intra-péritonéale. Réparation en deux actes opératoires éloignés. Guérison. (*Ann. gén.-urin.,* 1883.)

Cette blessure, qui n'empêcha pas la guérison, fut réparée en deux temps successifs par la méthode que l'auteur propose de dénommer *méthode de fistulisation préalable*. Elle consiste à établir d'abord une large boutonnière hypogastrique munie d'un siphon et plus tard à guérir cette fistule. C'est la voie suivie par nous-même chez notre opérée.

Toujours en 1883, le professeur Julliard (de Genève) [3] fait connaître un cas de déchirure de la vessie survenue, entre ses mains, pendant l'ablation très laborieuse d'un kyste de l'ovaire. La plaie vésicale, qui ne mesurait pas moins de douze centimètres, fut aussitôt suturée au catgut et une sonde à demeure placée pendant cinq jours dans la vessie. La malade guérit, pour succomber six mois après à un cancer du foie. L'autopsie montra que la suture vésicale avait parfaitement tenu et se présentait sous forme d'une ligne blanc nacré. La vessie d'ailleurs était parfaitement souple et normale et n'offrait pas trace des catguts employés. Julliard conclut que la suture est le meilleur traitement à appliquer en pareil cas et doit être pratiquée au catgut par le procédé de Lembert. De cette manière, les plaies vésicales, même les plus étendues, sont susceptibles de guérir par première intention sans qu'il en résulte aucun accident ni primitif ni secondaire.

En 1884, Terrillon écrit, dans les *Annales génito-urinaires*, un mémoire sur les *Rapports des kystes de l'ovaire avec les organes urinaires*. Dans ce travail,

---

[3] G. Julliard. Suture de la vessie. (*Rev. méd. de la Suisse romande*, 1883.)

comme dans ses *Leçons de clinique chirurgicale* publiées en 1889, l'auteur étudie les troubles des fonctions urinaires et les conséquences opératoires résultant des rapports anatomiques du kyste avec la vessie, le diagnostic des adhérences, le pronostic et le traitement de la plaie commise par le chirurgien. Sur 25 faits de blessure vésicale à lui connus, Terrillon note 14 morts et 11 guérisons.

En 1885, Jules Bœckel (1) publie un cas nouveau. Pendant une ovariotomie compliquée d'adhérences nombreuses, une portion de la vessie fut comprise dans le pédicule. Le soir, le cathétérisme donnait issue à une urine fortement sanguinolente. Le septième jour, l'urine suintait par l'angle inférieur de la plaie. Croyant pouvoir compter sur la production d'adhérences protectrices, le chirurgien n'intervint pas. Une péritonite mortelle éclata le quatorzième jour. A l'autopsie, l'on trouva la cavité abdominale remplie d'un liquide purulent et fétide et sur la paroi vésicale une ouverture de trois centimètres. L'intervention tardive, dit Bœckel, eût été probablement couronnée de succès.

Spencer Wells (2), en 1886, dit que les blessures chirurgicales involontaires de la vessie ne sont pas aussi rares qu'on pourrait le penser. Il a entendu parler de plusieurs cas qui n'ont pas été publiés. Il estime qu'en face d'un pareil accident il faut suturer

---

(1) J. Bœckel. Traumatisme de la vessie dans l'ovariotomie et l'hystérotomie. (*Gaz. méd. de Strasbourg*, 1er nov. 1885.)

(2) Spencer Wells. *Diagnostic et traitement des tumeurs abdominales.* (Édition française, Dr Keser, 1886.)

la plaie et laisser pendant quelques jours une sonde à demeure. Il lui est arrivé dans un cas d'ouvrir l'ouraque perméable. La plaie fut fermée à l'aide d'une des sutures de la paroi abdominale et la guérison obtenue.

Vers la même époque, Reverdin ([1]) rapporte un fait personnel. La vessie de sa malade fut ouverte dans une étendue de six centimètres par un coup de ciseaux donné pour compléter l'incision abdominale et suturée immédiatement. Une sonde à demeure, laissée ouverte, fut placée dans l'urètre et l'opérée guérit. La suture, ajoute Reverdin, est préférable au siphon hypogastrique. Elle prévient l'infection péritonéale. Quand elle vient à manquer, c'est seulement au bout de quelques jours que l'urine passe à travers l'hiatus et alors le tissu cellulaire modifié par l'inflammation a moins de chances de se laisser infiltrer. A l'appui de cette opinion, l'auteur cite le cas de Sonnenburg ([2]).

Sans vouloir, dit Reverdin, comparer le cas de Sonnenburg à celui de Pozzi, il me semble utile de le rappeler ici. Il n'y avait pas chez l'opérée de Sonnenburg une simple section, mais une perte de substance étendue de la vessie. Ses bords furent suturés à la paroi abdominale et une sonde placée dans l'urètre. La suture se désunit en partie et un abcès se forma

---

([1]) J. Reverdin. Incision de la vessie au cours d'une ovariotomie. Suture complète immédiate. Guérison. (*Ann. gén.-urin.*, 1886.)

([2]) Sonnenburg. Excision plus ou moins étendue de la vessie. (Eilter Congress, Berlin, 1882, p. 112. *Verhandlungen der Deutschen Gesellschaft für Chirurgie.*)

dans l'abdomen. Néanmoins, la malade finit par guérir. C'est ce danger de propagation de l'inflammation
qui m'a fait préférer la suture complète. Je ne pré-
tends pas que le procédé de Pozzi — c'est toujours
Reverdin qui parle — n'ait ses applications, bien au
contraire, mais je crois qu'il doit être réservé à quelques cas spéciaux où la suture complète est inapplicable.

Une mention est accordée à ce genre de blessures
vésicales dans l'article de R. Harrison de l'*Encyclo-
pédie de Chirurgie* en 1888.

Polaillon et Legrand (¹), la même année, publient le
cas intéressant d'une femme de cinquante ans ayant,
depuis un an, une tumeur abdominale, sans aucun
signe du côté des voies urinaires. On crut à une
tumeur de l'ovaire et on fit la laparotomie. Après
ablation du néoplasme, on laissa le pédicule au dehors.
A la chute de ce dernier, l'on s'aperçut que la cavité
vésicale avait été ouverte. La tumeur enlevée s'insé-
rait sur la paroi de la vessie. Une fistule vésico-hypo-
gastrique en résulta, qu'on se disposait à combler,
lorsque la malade succomba à la phtisie galopante.

Au Congrès de la Société allemande de Gynécologie
tenu à Halle en 1888, Sanger (de Leipzig) parla *des
lésions de la vessie au cours de la laparotomie* (²). La
blessure de la vessie en pareil cas est produite ou bien
quand on veut prolonger en bas l'incision des parois
abdominales, ou bien quand on cherche à détacher la

(¹) Polaillon et Legrand. Myome énorme de la vessie pris et opéré
pour une tumeur de l'ovaire. (*Ann. gén.-urin* , 1888.)

(²) *Annales génito-urinaires*, 1888.

tumeur de ses adhérences. C'est ce dernier accident qui est dernièrement survenu entre les mains de
Sanger. Il attira alors la vessie en haut, l'isola de la
cavité péritonéale et la fixa à la plaie de l'abdomen.
Puis, il transplanta un lambeau cutané au-devant de
l'ouverture vésicale ainsi suturée à la paroi. Le cathétérisme fut pratiqué toutes les trois heures et pas une
goutte d'urine ne sortit par la plaie. La guérison se fit
rapide et complète. Sanger trouve que, dans la laparotomie, on ne se préoccupe pas assez de l'ouraque et
des vaisseaux ombilicaux. Il a eu l'occasion d'observer
une fistule opératoire de l'ouraque qu'il va être obligé
de réopérer pour la deuxième fois.

Dans la même séance, Léopold (de Dresde) dit avoir
fait, en enlevant un myome, une large blessure à la
vessie. Il a recousu la tunique musculaire, puis le
péritoine à l'aide de sutures perdues et le résultat
final a été bon.

Dans l'article *Vessie* du *Dictionnaire encyclopédique*
(1889), Hache étudie les plaies chirurgicales acciden-
telles qui peuvent affecter cet organe. Reconnues au
cours de l'opération, elles doivent être suturées si
leurs dimensions ne sont pas excessives, ou réparées
en deux temps, à la manière de Pozzi, si elles occupent une trop grande étendue. Si la blessure passe
tout d'abord inaperçue, elle se révélera plus tard par
des accidents qui permettront un diagnostic rétrospectif facile. Sur le conseil de Bœckel, il faudra alors
rouvrir le ventre au plus tôt pour faire, suivant le cas,
la suture ou le drainage de la vessie.

En 1890, le professeur Jackson (de Chicago) fait

paraître un travail sur *les blessures de la vessie pen-dant la laparotomie avec la relation de soixante-sept cas* ([1]), la plupart très brièvement rapportés. Ayant eu l'occasion de pratiquer une fois l'ouverture involon-taire de la vessie, Jackson écrivit et demanda des renseignements à plus de soixante-dix chirurgiens autorisés tant d'Amérique que de l'étranger. Bien que plus de la moitié ne lui aient pas répondu, l'auteur a pu dresser une liste assez imposante, quoique forcé-ment incomplète, d'accidents analogues.

Il résulte de l'enquête ainsi établie une mortalité de 30 %. Mais ce taux élevé est dû, ajoute Jackson, aux complications, à la gravité des cas, à la prolonga-tion de l'opération occasionnée par la blessure de la vessie, au choc, plutôt qu'à la lésion vésicale elle-même, qui paraît de peu d'importance et guérit le plus souvent sans entraîner de fistule urinaire.

Employer le cathéter si possible pendant la libé-ration de la vessie adhérente, ne prolonger l'incision de la paroi vers le pubis qu'après avoir déterminé le siège de la vessie qu'on aura légèrement dis-tendue, quitte à la vider après l'avoir reconnue : voilà les précautions recommandées, mais parfois insuffi-santes pour éviter la blessure de l'organe, lorsque des adhérences unissent la vessie dilatée avec la paroi abdominale.

Jackson est partisan de la suture complète avec

___

([1]) A.-R. Jackson. *The Journal of the American Association*. Chicago, 22 février 1890. En consulter la traduction française publiée par nous dans le *Journal de Médecine de Bordeaux* en juillet 1893 (n°s 27, 28 et 29).

évacuation de l'urine par la sonde à demeure ou le cathétérisme répété à intervalles rapprochés.

Tuffier, dans le récent *Traité de Chirurgie* (1892), consacre aux plaies chirurgicales de la vessie une mention spéciale où il met à profit la pratique des chirurgiens que nous avons cités plus haut. Il estime que le cathétérisme vésical ne peut à lui seul mettre à l'abri de ces perforations et conseille, comme bon moyen de précaution, de ne jamais s'aventurer autour de la vessie sans explorer son contour à l'aide d'un cathéter métallique qui sert de point de repère constant. Si la vessie est ouverte, Tuffier propose la ligne de conduite que nous avons vu exposer par Hache dans le *Dictionnaire* de Dechambre.

Tels sont les principaux travaux publiés, à notre connaissance, sur cette intéressante question des traumatismes chirurgicaux involontaires de la vessie pendant la laparotomie. J'en ai intentionnellement exclu tout ce qui concerne les blessures vésicales pratiquées au cours de la herniotomie [1], ces dernières n'ayant pas directement trait à la question.

[1] On pourra consulter à ce sujet :

J. Reverdin. Cure radicale de hernie inguinale, cystocèle méconnue, ouverture de la vessie liée dans le pédicule. (*Rev. méd. Suisse romande*, 1890.)

Lejars. Lésions opératoires de la vessie au cours de la herniotomie. (*Rev. de Chir.*, janv. et fév. 1893. Relevé de 27 observations. Bibliogr.)

Binaud. Section de la vessie dans le cours d'une kélotomie pour hernie inguinale étranglée ; suture de la vessie et cure radicale ; mort deux jours après de congestion pulmonaire. (Soc. d'Anat. et de Phys. de Bordeaux, 8 mai 1893.)

IV

Aperçu didactique sur les plaies de la vessie pendant la laparotomie.

Étiologie.

Les circonstances sont très variées dans lesquelles le chirurgien peut, au cours d'une laparotomie, intéresser accidentellement la vessie; mais toutes se rapprochent par ce caractère commun qu'il s'agit d'opérations pratiquées sur des organes pelviens et toujours chez la femme. Tumeurs de l'ovaire, tumeurs de l'utérus, salpingites, grossesses extra-utérines, abcès du bassin, tumeurs de la vessie ont, avec une fréquence décroissante, nécessité l'ouverture abdominale qu'a compliquée l'accident vésical. En quelques cas l'on avait affaire à des affections indéterminées. Dans mon observation, la malade présentait surtout une rétroflexion que des adhérences résistantes rendaient difficilement réductible.

La *manière dont l'accident peut survenir* est clairement exposée par Terrillon.

Parfois la vessie est adhérente à la tumeur sans être déplacée. C'est alors pendant la dissection des adhérences que l'ouverture vésicale est produite.

D'autres fois, la vessie est adhérente et déplacée. Deux conditions peuvent alors se produire :

Ou bien elle est à la fois adhérente à la tumeur et à la paroi, de telle sorte qu'au premier temps de l'opération, pendant la section des couches abdominales, on s'expose à entrer dans la cavité vésicale (faits de Stil-

ling, du Dr X... aidé et cité par G. Thomas, de Pozzi,
de Noeggerath, de Reverdin, de W. Porter, de B. Hun-
ter, de T. Parkes, etc.);

Ou bien le cul-de-sac antérieur du péritoine existe
libre d'adhérences et la vessie est adhérente profondément à la tumeur qui l'entraîne à une distance
variable du pubis. En ces cas, la vessie ne peut être
blessée qu'à une période plus avancée de l'opération,
au moment de la séparation des adhérences. Notre
cas, choisi parmi plusieurs autres, est un exemple de
cette disposition.

Beaucoup plus rarement, il arrive que la vessie
adhère seulement à la paroi abdominale tout en restant indépendante de la tumeur. Telle l'observation
du Dr Leroy Mac Léan, rapportée par G. Thomas.

Enfin, l'on peut se trouver en présence d'un kyste
du ligament large entouré, par l'intermédiaire du
tissu sous-péritonéal, de connexions très étendues.
L'extirpation devient alors extrêmement pénible, le
plus souvent irréalisable. Il faut, en ce cas, laisser le
kyste en place ou ne l'enlever que par fragments. On
comprend combien sont exposés, en pareille circonstance, les viscères creux du voisinage, la vessie et le
rectum.

Sous l'influence de ces multiples variétés d'adhérences, la vessie peut être étalée et amincie (Terrillon)
et former comme une vaste nappe recouvrant toutes
les parties qui se trouvent sous la main quand on
explore l'abdomen (G. Thomas). Elle forme alors soit
une grande cavité uniloculaire, soit une cavité à plusieurs compartiments, séparés par un étroit collet

correspondant au pubis. On trouve un exemple remarquable de cette vessie à double étage dans l'observation de Pozzi. Souvent le réservoir urinaire prend la forme d'un doigt de gant, d'une sorte de saucisse (Bergmann) donnant l'idée d'une persistance de l'ouraque dilaté (Homans).

Ces dispositions anormales sont autant de causes prédisposant la vessie au traumatisme chirurgical. La seule cause déterminante c'est l'instrument, c'est le doigt du chirurgien imprudent ou non prévenu.

ANATOMIE PATHOLOGIQUE.

Dans presque tous les cas, la plaie *siégeait* sur la portion libre du réservoir vésical, contrairement aux traumatismes chirurgicaux produits pendant l'hystérectomie vaginale et qui affectent surtout la partie vésicale attenant au vagin et à l'utérus.

Les *dimensions de la blessure vésicale* ont été des plus variables. Ponction simple, ouverture étroite, large incision atteignant tantôt une seule paroi, tantôt les deux parois à la fois, excision d'une grande portion de la paroi ont tour à tour été observées. Au point de vue des proportions excessives que peut revêtir un semblable accident, peu d'exemples sont aussi frappants que le mien. Ces différences, il faut bien le dire, n'ont d'ailleurs pas une très grande importance au point de vue du pronostic.

L'*aspect* de la plaie diffère suivant que celle-ci est produite par section ou par déchirure. Nette et apte à la réunion immédiate dans un cas, elle est, dans

l'autre cas, déchiquetée, amincie et impropre à l'adhésion primitive.

PRONOSTIC.

Le *pronostic* est généralement bénin.

Lawson Tait, pendant une ovariotomie et une hystérectomie pratiquées le 10 septembre 1884, saisit en
même temps que le pédicule un lambeau de paroi
vésicale et détermina une fistule urinaire. L'opérateur déclarait à ses assistants que cet incident n'empêcherait pas la malade de guérir. La guérison fut, en
effet, obtenue sans difficulté.

Dans une lettre adressée au professeur Jackson, le
même chirurgien dit textuellement : « J'ai pris plusieurs fois une partie de la base de la vessie dans le fil
métallique du serre-nœud et rien n'en est résulté, si ce
n'est qu'une fistule persista pendant quelques semaines,
mais la guérison a été constante. Mon impression de
tout temps a été qu'on fait beaucoup trop de cas des
lésions de la vessie dans les opérations pratiquées sur
l'abdomen et le bassin. »

Cette bénignité des lésions chirurgicales de la vessie
est, du reste, établie par l'expérimentation.

Snamenski (¹), dans le but de confirmer les recherches expérimentales de Maksirnoff, Vincent, Gluck et
Zeller sur la résection partielle des parois et sur la
suture de la vessie, a institué à Moscou un grand

(¹) N. Snamenski. Ueber partielle Resektion der Blasenwand. (*Medi-
zinskoje obosrenje*, 1884. Fel. Hft; anal. in *Centralb. f. Chir.*, 1884, nº 14,
p. 233, trad. dans les *Annales génit.-urin.*, 1884.)

nombre de recherches sur des chiens, afin d'établir jusqu'où l'on pouvait aller dans l'excision des parois vésicales sans menacer la vie des animaux.

L'auteur a réséqué la moitié supérieure de la paroi vésicale antérieure, toute cette paroi antérieure, enfin toute la vessie à l'exception de la partie où viennent s'ouvrir les uretères et d'une partie de la paroi antérieure pour faciliter la suture.

Tous les chiens de la dernière catégorie moururent, la plupart le troisième jour, de péritonite. Un seul vécut seize jours. A son autopsie, on trouva une vessie piriforme, de la grosseur d'une noix, les uretères quadruples, les bassinets dilatés, la plaie abdominale réunie par première intention. Le péritoine vésical avait son aspect normal. On ne pouvait distinguer la place de la suture; mais, à un endroit où le péritoine était adhérent à la vessie, on reconnaissait par le toucher un épaississement de la paroi vésicale. La mort était due à l'urémie.

Les animaux à qui l'on réséqua totalité ou portion de la paroi vésicale antérieure guérirent tous, sauf un seul, et la réunion primitive fut obtenue. Au chien qui succomba l'on avait fait, comme suture profonde, une suture de pelletier qui se relâcha, si bien que dans la suite l'animal mourut de péritonite.

La clinique vient plaider dans le même sens. A l'encontre de l'aphorisme hippocratique, qui faisait de toute blessure vésicale, tant chirurgicale qu'accidentelle, un accident fatalement mortel — *cui persecta vesica, lethale* — la chirurgie antiseptique actuelle reconnaît à ces différentes lésions une égale béni-

gnité, mais à la condition expresse qu'elles soient à
temps reconnues et réparées.

DIAGNOSTIC.

1° *Diagnostic préopératoire des dispositions anormales de la vessie.* — Tout d'abord, disons-le bien haut,
le mieux est de prévenir ces accidents en s'attachant à
*reconnaître d'avance l'existence des adhérences et les
déplacements du réservoir vésical.*

L'étude des troubles urinaires, si bien faite par
Terrillon, sera d'une grande utilité pour le diagnostic.
Ces troubles peuvent être ramenés à deux types cliniques principaux : 1° fréquence plus grande de la miction ; 2° diminution des urines allant parfois jusqu'à la
rétention notée 10 fois sur 94 malades par Ch.
West (¹). Très rarement, on observe de l'incontinence
par regorgement.

Le cathétérisme lui-même peut apporter son contingent de renseignements au diagnostic des rapports
anormaux contractés par la vessie adhérente. Tantôt,
en effet, la sonde pénètre à une profondeur excessive
qui implique un agrandissement considérable de la
cavité vésicale. Tantôt, il se produit, quelques secondes
après le cathétérisme évacuateur, une miction spontanée ; cette dernière particularité révèle l'existence
dans la vessie de plusieurs compartiments — ordinairement deux — superposés et séparés l'un de l'autre
par un orifice étroit. La sonde a évacué seulement la

(¹) Ch. West. *Leçons sur les maladies des femmes,* trad. par Mauriac, 1870, p. 623.

258 CHIRURGIE DES VOIES URINAIRES

cavité inférieure. Reste en haut, généralement au-dessus du pubis contre lequel est produit par compression un collet de séparation, un prolongement où la sonde n'a pas pénétré. C'est cet étage supérieur qui se videra ultérieurement de lui-même dans la cavité inférieure où elle va provoquer le besoin d'uriner, la miction spontanée. On trouve un remarquable exemple de cette vessie à double étage dans l'observation de Pozzi.

A l'aide de ces données bien interprétées, le chirurgien n'ouvrira le ventre qu'avec précaution, en utilisant le cathéter métallique, tenu constamment en place dans la vessie, de manière à bien délimiter les contours de cet organe. Il pourra même pratiquer une injection destinée à distendre et à faire bomber le globe vésical rendu de cette manière plus apparent, plus facile à respecter.

Si pourtant la vessie est ouverte par le chirurgien, cette lésion doit être reconnue au plus vite pour être réparée aussitôt.

2° *Diagnostic de la blessure vésicale.* — Pour la reconnaître, l'on ne devra pas oublier la consistance particulière de la paroi vésicale relevée par plusieurs chirurgiens et nettement perçue par moi-même. L'on devra se rappeler aussi la grande vascularité de la vessie sur laquelle Dudley, cité par Jackson, insiste en ces termes : « Je signalerai, comme un dangereux indice susceptible d'empêcher la blessure de la vessie, la vascularité de ses parois. Cette vascularité cause toujours une hémorragie abondante que ne saurait

expliquer l'incision de la paroi abdominale (¹). » Je
dois dire cependant, à l'encontre de Dudley, que chez
mon opérée il ne se produisit pas d'écoulement sanguin appréciable. Enfin, après toute laparotomie compliquée d'adhérences, il faut, avant de suturer la
plaie, examiner attentivement la vessie.

Il arrive toutefois que la plaie vésicale passe inaperçue sur le ventre ouvert et que le chirurgien
referme l'abdomen dans ces conditions.

Le *diagnostic rétrospectif* de la lésion est encore
possible et facile. Le cathétérisme amène-t-il, immédiatement après la laparotomie, comme dans le cas
qui m'est personnel, quelques gouttes de sang? Ou
bien une injection boriquée poussée dans l'urètre ne
revient-elle point complètement par la sonde? Le
doute ne peut persister et une indication formelle se
pose : il faut rouvrir l'abdomen. Même conduite à tenir
si des phénomènes surgissent du côté du péritoine, ou
si un phlegmon uro-purulent éclate, ou bien encore si
l'excrétion urinaire est supprimée. Enfin, si, au bout
d'un temps plus ou moins long, de l'urine s'échappe
par la plaie opératoire, cette urine viendra elle-même
révéler l'accident jusque-là méconnu et commander la
marche à suivre.

TRAITEMENT.

La blessure reconnue doit être réparée. Au point de
vue de l'*intervention réparatrice,* trois éventualités
sont possibles :

(¹) 29ᵉ cas.

1° La plaie vésicale a été constatée pendant ou immédiatement après l'opération.

S'il n'y a pas de perte de substance ou si la perte de substance n'exclut pas la possibilité de reconstituer aussitôt un réservoir vésical utile, il faut faire à la soie fine ou au catgut une suture totale de la plaie. Une sonde à demeure sera laissée pendant les deux premiers jours. Puis, tout cathétérisme sera supprimé s'il s'agit d'une plaie petite, mesurant moins de deux centimètres. Si la plaie est plus étendue, l'on sondera la malade, toutes les trois heures, pendant plusieurs jours, jusqu'à ce que le sang disparaisse des urines.

Si l'on a affaire, comme chez mon opérée, à une vaste résection de la paroi vésicale, il faudra combiner la suture au drainage hypogastrique. Parfois même, il sera indiqué de transplanter un lambeau autoplastique au-devant de l'orifice vésico-abdominal, comme dans le cas rapporté par Sanger.

2° Une seconde éventualité peut se produire.

L'accident a été méconnu pendant et après l'opération. Bientôt éclatent des phénomènes péritonéaux menaçants, de l'infiltration uro-purulente, ou bien l'excrétion urinaire est supprimée. Le chirurgien, en ces différents cas, doit rouvrir l'abdomen, déterger la plaie et, suivant la circonstance, suturer ou drainer la vessie.

3° Enfin, c'est au bout de plusieurs jours qu'apparaît un suintement d'urine par l'incision opératoire et qu'une fistule vésicale s'installe au-dessus du pubis. L'on parera à cette complication par les moyens classiques, qu'il paraît superflu de rappeler ici.

J'en reviens, pour finir, à la malade qui fait l'objet de ce travail.

Elle a été pour moi l'occasion d'une faute qui pourra profiter à quelque autre chirurgien, aussi bien qu'à moi-même. En réparant cette faute de mon mieux, de façon à rétablir l'intégrité parfaite des fonctions vésicales, j'aurai peut-être trouvé quelque excuse au coup de ciseaux malheureux dont je viens de rapporter l'histoire (¹).

(¹) Ces pages étaient écrites le 7 juillet. Le 15, la malade, ayant pu se soustraire un instant à la surveillance dont elle était ordinairement entourée, s'arrosa d'huile de pétrole et se mit à feu. Elle succombait vingt-quatre heures plus tard, malgré les soins très dévoués que lui prodiguèrent MM. les Drs Peyre, Régis et Fourquet, aux plus horribles brûlures. Le jour même de l'accident correspondait, paraît-il, à l'échéance d'une traite fortement appréhendée. Le mauvais état croissant des affaires et de la situation de la famille avait contribué depuis un mois, me dit à ce propos M. Régis, à aggraver les troubles psychiques. L'acte sinistre qui fut la terminaison de cet état mental constitue moins, il me semble, un acte de suicide délirant tel qu'on l'observe dans la mélancolie qu'un affolement surajouté, déterminé par des causes morales réelles et logiquement raisonnées. En tous cas, la forme de folie observée ici était une lypémanie semblable à celle qui survient dans les psychoses infectieuses des maladies aiguës ou dans les états morbides post-opératoires. Elle avait pour caractéristique la *confusion mentale*. L'opération n'aurait agi, chez notre malade, qu'en raison d'une prédisposition antérieure et n'aurait été que la cause déterminante de l'aliénation mentale.

XX

Six cas de rétrécissements de l'urètre ([1]).

Les rétrécissements de l'urètre et la blennorragie
qui en est si souvent l'origine se rencontrent à chaque
pas en chirurgie urinaire. Ces affections encombrent
nos Cliniques et constituent, pourrait-on dire, le fonds
de roulement de nos consultations. Pour être banales
au premier chef, elles ne laissent pas cependant que
de présenter un certain intérêt, chaque cas particulier
emportant presque toujours avec lui son enseignement. Tels les rétrécis dont nous allons sommairement
rapporter les observations. Porteurs de rétrécissements blennorragiques, ils ont tous guéri : cinq par la
dilatation temporaire progressive ; le dernier, très
gravement atteint, par l'urétrotomie interne. Certains
traits saillants se dégagent de leur histoire. Nous y
reviendrons en terminant. Voyons d'abord les faits.

OBSERVATION I.

Rétrécissement blennorragique — Dilatation progressive.
Guérison.

S..., vingt-cinq ans, sculpteur sur bois, vient à la
Policlinique le 11 novembre 1892 se plaignant d'uriner

[1] *Annales de la Policlinique de Bordeaux,* n° 15, juillet 1893.

difficilement et de sentir, après chaque miction effectuée, quelques gouttes mouiller sa chemise. A eu quatre
blennorragies, la première à dix-sept ans et la dernière
est guérie depuis quatre mois. Toutes ont été traitées
par des injections, quelquefois brûlantes, mais jamais
suivies de pissement de sang.

Depuis un mois, la miction est très lente. Le jet, fin
et sans force, retombe au bout des pieds. Les urines,
claires dans leur ensemble, présentent en suspension
d'abondants filaments blanchâtres.

L'exploration urétrale fournit les renseignements
suivants : la boule 14 révèle dans la traversée pénienne
l'existence de deux ressauts fibreux situés, l'un en arrière de la fosse naviculaire, l'autre au milieu de la
verge, mais elle s'arrête au bulbe, que peut seul franchir l'explorateur 6. En somme, cas classique relativement à la multiplicité des rétrécissements blennorragiques, d'autant plus étroits qu'ils sont plus rapprochés
de la portion bulbaire.

Je laisse à demeure, pendant dix minutes, la bougie
n° 6 et recommande au malade de prendre par jour
2 grammes de salol. Il reviendra deux fois par semaine
se soumettre à la dilatation progressive et temporaire.

Au bout de quinze jours, le salol est supprimé. Seul,
le cathétérisme est continué jusqu'au 17 février 1893. A
cette époque, la bougie n° 19 passe librement entre les
mains du malade lui-même, qui pisse maintenant gros
et loin. Il nous quitte, muni des recommandations habi-
tuelles sur la nécessité de se sonder à époques régulières, sous peine de récidive.

OBSERVATION II.

Rétrécissement blennorragique impénétrable — Plusieurs
accès de rétention complète — Tentatives persévérantes
de cathétérisme — Dilatation progressive — Guérison.

B..., vingt-neuf ans, employé de commerce, nous
arrive le 25 novembre 1892, se plaignant de ne pouvoir
uriner.

Comme antécédents, il accuse une blennorragie survenue à l'âge de dix-neuf ans. Elle a duré un an, a été
soignée par les injections d'eau blanche et suivie à
diverses reprises d'écoulement de sang par le méat.
Depuis l'âge de vingt ans a la goutte matinale et urine
mal. A vingt-deux ans, après une débauche de coït, fut
pris brusquement d'une rétention d'urine complète, que
firent cesser des bains, des cataplasmes. A vingt-quatre
ans, après un banquet fortement alcoolisé, nouvelle
rétention traitée de la même manière. Chaque rétention
s'est accompagnée de fièvre et l'a fortement épouvanté,
au point que depuis un an il s'est abstenu de boire et
de coïter. Quelques gouttes s'échappent involontairement après la miction.

Aujourd'hui, la miction se fait lentement, par gouttes; l'urine tombe sans force sur les pieds.

Exploration : quatre rétrécissements, dont trois pé-
niens perméables à la boule 8 et un périnéo-bulbaire
absolument infranchissable. Quelques gouttes de sang
s'échappent du canal après mes essais, très doux cependant, de cathétérisme. Régime lacté, salol, deux bains
par semaine.

Le 10 décembre, après trois précédentes séances de
tentatives infructueuses, j'arrive à passer la bougie n° 5,

que je laisse une demi-heure en place. Le rétrécissement étant extrêmement dur et serré, je propose au malade l'urétrotomie interne qu'il refuse. La dilatation seule est acceptée et sera pratiquée à raison de deux fois par semaine.

Le 15 janvier 1893, la bougie n° 12 passe sans peine. La miction se fait maintenant avec facilité.

Le 27 février, la bougie n° 20 est introduite par le malade qui continuera à se sonder et nous quitte enchanté du résultat obtenu, sans opération.

OBSERVATION III.

Rétrécissement blennorragique — Dilatation progressive Guérison.

P..., trente-un ans, cocher, vient nous consulter le 24 mars 1893.

Plusieurs chaude-pisses qui ont duré longtemps, soignées par des injections renforcées d'apéritifs, absinthes et bocks nombreux. Pas d'urétrorragie. Depuis deux ans, jet filiforme, écoulement involontaire de quelques gouttes dans le pantalon, après la fin de la miction.

Exploration : pas de rétrécissement pénien, unique rétrécissement périnéo-bulbaire perméable à la boule 6. Les deux tuniques vaginales paraissent comme trop lâches et contiennent un peu de liquide. Jamais d'orchite.

La dilatation temporaire pratiquée deux fois par semaine permettait au malade, fin avril, de se sonder facilement avec la bougie n° 20. A ce moment, toute trace d'hydrocèle avait disparu, la miction était normale. Le cathétérisme sera continué, sur notre recommandation formelle, par le malade.

OBSERVATION IV.

Rétrécissement blennorragique — Poussées congestives.
Dilatation progressive — Guérison.

B..., trente-un ans, boulanger, se présente à notre Clinique le 7 avril 1893, pour troubles de la miction.

Il accuse trois blennorragies antérieures traitées par des injections de toute nature (vin aromatique, sulfate de zinc, nitrate d'argent, vin blanc, etc.). Depuis sept ans, éprouve, après avoir bu, une grande lenteur dans la miction; son jet est alors plus mince et va moins loin que d'ordinaire. A l'état habituel, il urine fin et presque sur ses souliers. L'éjaculation se fait sans difficulté.

Exploration : un rétrécissement pénien, au niveau du gland, perméable à la boule 12; un rétrécissement périnéo-bulbaire pénétrable seulement à la boule 6.

Lait, salol, deux bains par semaine, dilatation temporaire progressive.

Le 10 avril, depuis le dernier cathétérisme, il se plaint d'avoir uriné plus difficilement et d'éprouver une sensation de cuisson. Pas de nouveau cathétérisme; un bain par jour; cataplasme.

Le 14 avril, plus de douleur pendant la miction. Cathétérisme avec les bougies 6, 7, 8.

Le 21 avril, le n° 11 passe librement.

Le 24 avril, le n° 11 passe avec beaucoup de difficulté, le malade ayant, après copieuses libations, coïté deux fois la nuit d'avant. Je n'insiste pas. Repos du canal pendant trois jours.

Le 19 mai, le n° 20 passe et joue facilement.

La guérison, cette fois complète, sera maintenue par

le sondage régulier que nous recommandons soigneusement au malade.

OBSERVATION V.

*Rétrécissement blennorragique peu serré — Plusieurs accès
de rétention — Dilatation progressive — Guérison.*

T..., trente-un ans, maçon, n'a eu qu'une seule blennorragie, il y a sept ans. Depuis cette époque, urine péniblement, éprouve une sensation de brûlure en urinant
et sent, après la miction terminée, quelques gouttes
humides qui mouillent sa chemise. Il pisse souvent le
jour, deux fois par nuit en moyenne.

Le 10 mars, a été pris de rétention complète, après
l'absorption d'un litre de vin. Un médecin, consulté à
ce moment, introduisit dans la vessie une sonde n° 16
et fit uriner le malade.

Le 10 avril, après avoir bu un litre et demi de vin,
nouvelle rétention que fit de nouveau cesser le cathétérisme avec une sonde n° 16. Ce cathétérisme détermine
un léger écoulement de sang.

Je vois le malade vingt-quatre heures après, le 11 avril.
A ce moment, je peux à peine passer une bougie n° 11
à travers un rétrécissement périnéo-bulbaire.

Le 14 avril, la bougie n° 9 passe à frottement dur.
Repos pendant une semaine ; bain à jour passé ; un litre
de lait par jour.

Le 21 avril, introduction des n°ˢ 9, 10, 11.

Le 29 mai, la bougie n° 21 passe très bien, la miction se fait aisément, le malade part guéri en nous promettant de continuer à se sonder.

OBSERVATION VI.

*Rétrécissement blennorragique très grave : rétention d'urine,
distension vésicale, incontinence par regorgement, tumeur
urineuse au périnée, intoxication urineuse chronique —
Urétrotomie interne — Guérison rapide.*

R..., quarante-huit ans, agriculteur, grand et solidement charpenté, nous est adressé du Médoc le 6 février 1893.

A eu deux blennorragies, l'une à dix-huit ans, l'autre
à vingt-six ans, soignées par des injections anodines.
Est gêné pour pisser depuis quinze ans. Cette gêne a
progressivement augmenté jusqu'à ces temps derniers.
Depuis deux mois, ne peut uriner qu'en forçant beaucoup. Après cinq ou dix minutes d'efforts, une goutte
commence à sortir, brûlante, suivie de nouvelles gouttes
dont l'issue soulage le patient. Dans les intervalles de
ces mictions volontaires qui ne vident jamais la vessie,
un suintement continuel d'urine mouille la verge jour
et nuit et imprègne les vêtements d'une forte odeur
urineuse. Fréquents accès de fièvre violente, constamment un petit mouvement fébrile. Autrefois très robuste, il a pâli, maigri, faibli au point qu'il peut à
peine marcher. Il a perdu l'appétit et le sommeil.

Aucune sonde n'a pu être introduite dans sa vessie
par les différents médecins qu'il a consultés.

Les gouttes d'urine qu'il rend devant nous sont troubles et fétides. Au périnée existe, sur la ligne médiane,
à égale distance du scrotum et de l'anus, une tumeur
ovoïde, grosse comme une prune d'ente, rénitente, douloureuse à la pression : c'est un abcès urineux à parois
encore épaisses.

Hydrocèle vaginale double, de moyen volume. La vessie distendue remonte à l'ombilic. Le pénis est turgescent. Le malade est en proie à de violentes douleurs qui persistent, comme la rétention, depuis plusieurs semaines.

Exploration : au niveau du bulbe existe un rétrécissement urétral dur, rugueux, que ne peut franchir la plus petite bougie.

Le soir, à six heures, après un grand bain chaud d'une heure, je peux introduire une fine bougie conductrice de Maisonneuve, qui me permet de pratiquer sur la paroi supérieure l'urétrotomie interne avec la lame n° 21. J'enfile autour du postillon une sonde à bout coupé n° 16, par laquelle s'écoule, en bavant, une énorme quantité d'urine purulente et nauséabonde. J'injecte ensuite dans la vessie plusieurs seringuées de solution de nitrate d'argent à 2 °/₀₀. Puis, quand le liquide ressort inodore, j'instille quarante gouttes de la solution argentique à $\frac{1}{30}$. Pendant ces manœuvres, la sonde étant bien en place dans le canal, un frisson violent éclate suivi d'une élévation de température dépassant 40°. La sonde est fixée à demeure pour y rester trois jours. Pendant tout ce temps le malade sera soumis au régime lacté absolu, prendra chaque jour 1 gramme de sulfate de quinine, 3 grammes de salol et recevra matin et soir une instillation vésicale avec vingt gouttes de la solution argentique à $\frac{1}{30}$.

Le 9 février au soir, la sonde est retirée. La température, depuis l'accès post-opératoire, n'a pas dépassé 37°.

Le malade se plaint de ne pouvoir satisfaire complètement le besoin d'uriner sans presser avec la main sur le bas ventre. La vessie, paresseuse, n'a pas l'énergie suffisante pour expulser à elle seule l'urine qui sort lentement et sans force, quoique à gros jet. Je prescris quatre gouttes de teinture de noix vomique par jour, ainsi que 2 grammes de salol et le régime lacté absolu. L'opéré part pour le Médoc.

Le 20 février, il me revient en bon état. Il a excellente mine, a pris de l'embonpoint et des forces. Il urine aujourd'hui gros et loin. Le muscle vésical a recouvré son énergie. Toute tumeur périnéale a disparu. Les urines restent troubles, mais sans odeur. Les bougies 17, 18 et 19 sont introduites sans violence. Le lait et le salol sont continués. Je supprime la noix vomique, désormais inutile.

Le 27 mars, après quatre séances de cathétérisme, le n° 22 est facilement passé. L'urine est presque transparente. La miction a lieu seulement deux fois par jour, sans la moindre gêne et évacue entièrement la vessie, dont la contractilité est normale. Appétit, entrain et vigueur d'autrefois. Les deux hydrocèles ont disparu sans aucun autre traitement que celui dirigé contre le rétrécissement urétral.

De ces six observations, je voudrais retenir quelques points, importants peut-être à faire ressortir :

1° Les cinq premiers malades ont accusé cette *incontinence passagère toute spéciale* qui suit la fin de la miction et qui paraît due à la production, en arrière du rétrécissement, d'une dilatation dans laquelle l'urine s'accumule. Après la miction, cette urine, que n'a pu chasser la contraction vésicale, s'écoule goutte à goutte dans la chemise ou le pantalon, sous l'influence de la pesanteur et de la rétraction lente des parois. Le sixième malade, lui, en proie à des troubles autrement graves qui lui faisaient sans doute oublier les petites misères du début, n'accusait que *l'incontinence permanente par regorgement.* Cette dernière constitue une complication tardive et très sérieuse des rétrécissements. Elle tient à ce que la dilatation rétro-stricturale s'étend au col de la vessie. Un infundibulum en résulte, dont le sommet est au niveau du rétrécissement, tandis que sa base répond à la vessie elle-même. L'on comprend, dès lors, comment l'arrivée constante du liquide vésical au contact du point urétral rétréci amène ce suintement continuel et goutte à goutte qui a lieu d'abord dans le jour (incontinence diurne) et finalement le jour et la nuit, comme dans le cas actuel (incontinence permanente).

2° Le rôle joué par la *congestion* dans les rétrécissements urétraux ressort nettement chez trois de mes malades. Le coït (obs. II), l'alcool (obs. V), l'influence combinée du coït et de l'alcool (obs. IV) amènent une difficulté plus grande de la miction dans l'observation IV, une rétention complète dans les observations II et V. Ce n'étaient là que des phénomènes congestifs qui expliquent l'efficacité rapide du traitement employé : cataplasmes, bains, introduction assez facile d'une sonde n° 16 (obs. V). A propos de ce dernier malade, j'insisterai sur l'inopportunité de chercher, en présence d'une rétention compliquant un rétrécissement, à faire pisser le malade avec une sonde, car cet instrument doit toujours avoir un calibre relativement fort, que ne comporte pas l'étroitesse de la structure. *Une fine bougie suffit en pareil cas.* Le malade urine tout autour de cette bougie laissée à demeure qui produit un double bénéfice : évacuation du contenu vésical, dilatation du rétrécissement. Au lieu de cette pratique, qui est la pratique classique, l'on eut recours chez le malade de l'observation V à une sonde n° 16, qui exagéra les phénomènes irritatifs amorcés par l'alcool, si bien que le lendemain je ne pouvais introduire que la bougie n° 11 et quatre jours après la bougie n° 9.

3° Sur deux des précédents malades, j'ai noté l'existence d'une *hydrocèle double,* peu accusée dans un cas (obs. III), de moyen volume dans l'autre (obs. V). L'épanchement de la tunique vaginale disparut d'ailleurs dans les deux cas, une fois guéri le rétrécissement dont l'hydrocèle n'était que la conséquence. Ces faits corroborent ceux que j'ai rapportés ailleurs ([1]), à l'appui des relations pathogéniques qui unissent les rétrécissements de l'urètre à l'hydropisie vaginale.

4° Les premiers temps de la dilatation temporaire progressive sont souvent assez ingrats. Une bougie n° 6, par exemple, est passée, comme chez notre quatrième malade, le 7 avril et provoque des accidents irritatifs rendant la miction plus douloureuse. Il faut alors savoir attendre, ne pas violenter le rétrécissement et laisser le canal au repos. Des bains répétés, le régime lacté, la suppression des alcools et des rapports sexuels permettront aux phénomènes congestifs mis en jeu par un cathétérisme antérieur de s'amender. Quelques jours plus tard, on reprendra avec plus de fruit le cours interrompu des séances de dilatation, en ayant

([1]) Voir plus haut : *Hydrocèle et rétrécissement de l'urètre,* p. 63.

soin de débuter par un numéro inférieur ou seulement égal à celui précédemment employé.

5° Je veux souligner aussi l'influence salutaire exercée sur l'état, évidemment très grave, de mon sixième malade par l'urétrotomie interne. En proie à la cachexie urinaire qui l'eût promptement conduit à la mort, ce rétréci recouvra la santé en même temps que la perméabilité de son canal. Ici, l'intervention devait être énergique, rapide et l'urétrotomie s'imposait de préférence à la dilatation. La tumeur urineuse du périnée disparut en quelques jours après l'opération, comme tous les accidents locaux et généraux. La pyélonéphrite ascendante était à coup sûr installée chez ce malade à polyurie trouble et pouvait rendre perplexe sur le résultat d'une opération pratiquée en pareil terrain, mais elle ne devait pas contre-indiquer le seul acte chirurgical susceptible de conjurer un dénouement fatal. C'est bien à propos de cet opéré que l'on serait en droit de redire que l'urétrotomie est capable de véritables résurrections.

6° Je signalerai enfin le violent accès de fièvre urineuse qui, *malgré la sonde à demeure,* a éclaté chez mon urétrotomisé, après la première évacuation vésicale qui a suivi l'opération, au moment où je désinfectais la vessie au nitrate d'argent. Accès de fièvre d'ailleurs unique depuis l'urétrotomie, la température n'ayant jamais par la suite dépassé la normale.

XXI

Prostatique et rétréci ([1]).

Le temps n'est plus où, parmi les causes banales et
fantaisistes invoquées pour expliquer le développement
de l'hypertrophie prostatique, l'on plaçait les rétrécissements de l'urètre. Prostatisme et rétrécissement
urétral sont considérés par tous comme deux affections absolument indépendantes. On peut cependant
les rencontrer ensemble chez un même sujet. Mais
cette coïncidence toute fortuite n'est pas des plus
fréquentes.

Pas mal de rétrécis, en effet, succombent avant
l'âge où, sous l'influence de l'artério-sclérose, éclatent
les premiers signes révélateurs du prostatisme. Nom-
bres d'autres, échappant malgré leurs cheveux blancs
à l'athérome sénile, ne deviendront jamais prostatiques. Une troisième catégorie de rétrécis ont vu leur
muscle vésical s'hypertrophier, en arrière du rétrécissement, sous l'influence des efforts imposés à la
miction par l'obstacle urétral. Leur vessie, au lieu
de l'amincissement et de la faiblesse qu'entraîne la
sclérose vésico-prostatique, présente une puissance
contractile susceptible de compenser, dès qu'il surgira,
l'obstacle formé par la prostate hypertrophiée. De ce

([1]) *Annales de la Policlinique de Bordeaux,* n° 15, juillet 1893.

fait, s'ils ont une prostate anatomiquement augmentée
de volume, ils ne sont pas cliniquement des prostatiques. Tels les cardiaques dont la lésion orificielle
est masquée par l'hypertrophie compensatrice des
parois auriculo-ventriculaires. Reste une quatrième
variété de rétrécis : ceux-là ont gardé de l'âge adulte
un rétrécissement auquel la soixantaine vient ajouter
tous les troubles de l'affection prostatique. C'est à
cette classe qu'appartient le malade dont je désire
rapporter l'observation.

OBSERVATION.

L..., soixante-un ans, ancien professeur, maintenant
clerc de notaire. Antécédents rhumatismaux. Arthritique. Eut à quarante-un ans sa première, son unique
blennorragie qui, malgré beaucoup de copahu et d'injections variées, n'a jamais guéri. Depuis cette époque,
la miction a été de plus en plus gênée. Quatre ans
plus tard, des abcès se montrèrent au périnée, puis des
fistules donnant issue à la plus grande partie de l'urine.
A quarante-six ans, consulta le professeur Denucé qui,
ne pouvant introduire dans l'urètre la plus fine bougie,
dut pratiquer l'urétrotomie externe sans conducteur. A
partir de cette opération, le malade s'est sondé régulièrement avec des bougies variant comme calibre du n° 15
au n° 19.

Grâce à la sollicitude persévérante dont il a constamment entouré son canal, il n'a pas cessé d'uriner commo-
dément jusqu'à l'année 1890. A ce moment ont débuté
les troubles pour lesquels il nous est adressé par notre

excellent confrère et ami le Dr Dupond (de Blaye). A la suite d'une marche forcée, il commença à uriner le sang. Puis la miction est devenue plus lente, plus paresseuse, interminable. Le jet retombe sans force presque verticalement. Les besoins sont très fréquents, la nuit surtout, et ne sont jamais complètement satisfaits. L'urine, souvent sanguinolente, est depuis quelques mois chargée de pus. Il y a quinze jours, une rétention complète éclata, pour laquelle le cathétérisme fut pratiqué avec assez de difficulté et ramena une énorme quantité de liquide trouble.

Aujourd'hui 7 avril, cet homme est maigre, pâle, affaibli, en proie à de fréquents accès de fièvre. Il a constamment envie d'uriner, se lève quinze à vingt fois par nuit et le jour essaie toutes les heures de se vider la vessie. Constipation opiniâtre, pas d'appétit, langue épaisse, salive rare et collante.

Un explorateur à boule n° 14 traverse à frottement dur un canal rugueux et arrive à la prostate, grosse et douloureuse, qui arrête l'instrument. Une sonde plus petite est alors introduite dans la vessie, qui paraît libre et d'où s'écoulent environ 50 grammes d'urine sale et fétide.

Le diagnostic est classique : malade atteint d'un rétrécissement ancien de l'urètre, perméable à l'explorateur n° 14 et d'hypertrophie prostatique avec rétention incomplète, cystite et commencement d'empoisonnement urineux.

Après lavage à l'acide borique, répété jusqu'à ce que le liquide ressorte clair et inodore, je pratique dans la vessie une instillation avec trente gouttes de la solution de sublimé à $\frac{1}{3000}$, que je renouvellerai deux fois par semaine. De son côté, le malade se sondera quatre fois par vingt-quatre heures et pratiquera matin et soir un lavage vésical à la solution boriquée chaude. Lavement très chaud au lever et au coucher. Un verre d'eau d'Hunyadi Janos par semaine, 2 grammes de salol et un litre de lait par jour.

Le 14 avril, amélioration notable. Le malade se lève seulement quatre fois par nuit, urine dans la journée moins souvent qu'auparavant. Les urines, toujours troubles, ne sentent presque pas. Au traitement précédemment institué, j'ajoute deux gouttes de teinture de noix vomique par repas.

Le 15 mai, état général refait. L'appétit et les forces sont revenus. Le malade se sent tout autre. Les nuits sont bonnes, les besoins sont moins fréquents, entièrement satisfaits. Le jet a plus de force. Les urines, plus limpides, n'ont aucune odeur. Les instillations de sublimé sont faites seulement une fois par semaine. La teinture de noix vomique est supprimée : la contraction du muscle vésical paraît maintenant suffire à l'évacuation de la vessie, aidée par les cathétérismes évacuateurs, les lavages boriqués et les lavements très chauds qui seront continués.

Le 2 juin, plus de douleurs. État général excellent. La miction a lieu le jour toutes les trois heures et deux fois par nuit. Une sonde n° 16 passe matin et soir de manière à assurer la complète évacuation de la vessie et la constante perméabilité du canal. De temps à autre, le malade viendra nous revoir et les instillations seront reprises, s'il y a lieu, pour désinfecter et modifier la paroi vésicale.

Plusieurs points semblent devoir être relevés dans l'histoire de ce malade :

1° C'est d'abord la rapidité avec laquelle s'est formé son rétrécissement. Quoique non cicatriciel et d'origine simplement blennorragique, ce rétrécissement est devenu, en moins de cinq ans, impénétrable et a nécessité l'urétrotomie externe. Peut-être faut-il incriminer en faveur de ce rapide développement l'âge (41 ans) auquel a été contractée la blennorragie de ce sujet et le terrain arthritique : deux conditions favorables à la formation précoce de la sclérose urétrale, que d'ailleurs sollicitait la persistance de la blennorrhée ;

2° La régularité avec laquelle le malade, une fois urétrotomisé, a continué à se sonder lui a permis de maintenir son canal dans un état de perméabilité satisfaisant. C'est là un fait assez rare pour que l'on doive le noter lorsqu'il se présente ;

3° En conservant ainsi le bénéfice de l'opération subie, le malade a pu pendant vingt ans uriner librement et sans effort. Aucun retentissement par conséquent du côté du muscle vésical, qui ne fut pas frappé d'hypertrophie. Et ce fut là précisément le malheur de notre malade, au point de vue des accidents prostatiques ultérieurs. D'ordinaire, en luttant pour effectuer la miction qu'entrave un rétrécissement, la paroi vésicale augmente de volume; elle acquiert une vigueur qui met le malade en garde contre le prostatisme à venir. A tel point que, loin de considérer comme autrefois le rétrécissement comme prédisposant à l'hypertrophie de la prostate, l'on peut aujourd'hui établir non sans raison une sorte d'antagonisme entre ces deux affections : la première prémunissant dans une certaine mesure contre la seconde. Ici, le rétrécissement fut maintenu dilaté et ne s'accompagna d'aucune répercussion du côté de la vessie. En revanche, la sclérose vésico-prostatique, à laquelle le malade était prédisposé par la congestion due au cathétérisme répété, se révéla avec son cortège habituel : paresse vésicale, rétention, cystite. D'autres lésions pourront plus tard se déclarer encore chez ce sujet, comme chez tous les prostatiques. Il est du moins permis d'espérer que, très attentif jusqu'à ce jour à soigner son rétrécissement, il ne le sera pas moins vis-à-vis des accidents graves de rétention que sa prostate rend tous les jours imminents.

XXII

Gravelle oxalique ([1]).

Le malade qui fait l'objet de ce chapitre réalise
assez complètement le type du *graveleux oxalurique*.
A ce titre, nous avons cru intéressant de le mentionner ici.

P..., vingt-six ans, employé de commerce, vint nous
consulter il y a un mois pour des troubles multiples,
principalement de la miction, au sujet desquels nous
relevons les renseignements suivants :

Né d'un père et d'une mère très robustes, il a un
frère bien portant et un oncle maternel, très impressionnable, atteint de gravelle.

Personnellement, a commencé à souffrir à l'âge de
quatorze ans. Depuis cet âge, se plaint toujours de
quelque chose, bien que sa santé soit en apparence parfaite et n'ait jamais préoccupé son entourage. Ce qu'il
accuse, c'est d'abord une certaine lenteur à évacuer sa
vessie et des douleurs vagues dans les reins et le bas-
ventre. A dix-huit ans, sur ses instances, un médecin
explora sa vessie où il ne trouva rien d'anormal. Il a
toutefois continué à se plaindre, urinant souvent dans
la journée et voyant son jet brusquement interrompu,
vers la fin de la miction, comme par la constriction

([1]) *Annales de la Policlinique de Bordeaux,* n° 15, juillet 1893.

d'un anneau qui se ferme. Jamais de sang dans les urines.

Soldat pendant trois ans, il a contracté une blennorragie qui a duré un mois.

Il y a dix jours, ont éclaté, avec une intensité plus grande que d'ordinaire, des douleurs à l'hypogastre, puis au périnée, où la palpation du canal réveille une sensibilité très vive.

Le 29 avril, en urinant, a été pris d'une sensation de malaise général avec brûlure au col de la vessie et dans la verge. Puis, subitement, il entend le bruit sec d'un corps dur qui tombe dans la bouteille où il urine par précaution, se méfiant de quelque chose. Pas de sang à la suite. Soulagement obtenu depuis lors du côté de la miction.

Qu'est-ce que tout cela signifie, que faire pour parer à la reproduction de semblables ennuis?

Pendant la narration de cette histoire, nous sommes frappé de la douceur de la voix de ce jeune homme, de sa timidité et de son allure quasi féminine. Sur notre demande, il dit être extrêmement impressionnable. C'est ainsi qu'il ne peut uriner sans être complètement seul. Souvent, dans un urinoir public, à la pensée que quelqu'un peut-être va venir pour uriner à ses côtés, il voit sa miction tout d'un coup s'interrompre et demeurer inachevée. Calme, triste et rêveur, il ne sort jamais, ne fait presque aucun exercice, n'a pour ainsi dire aucun penchant pour les plaisirs de son âge et de son sexe. Il vit comme une jeune fille, chez lui, autour de son père et de sa mère. Appartenant à une famille fortunée, il se nourrit très bien, mais n'est jamais satisfait de sa nourriture, qu'il rend responsable des ballonnements douloureux, des flatulences et des palpitations cardiaques, fréquemment observés au moment de la digestion.

Les urines émises devant nous ne contiennent ni sucre ni albumine. Très limpides, elles laissent, ajoute le malade, déposer depuis longtemps au fond du vase un abondant dépôt de sable rouge.

L'exploration très attentive de l'urètre et de la cavité vésicale est absolument négative.

Le petit gravier qu'il nous apporte et qu'il a rendu l'autre jour en urinant dans la bouteille a le volume d'un poids. De couleur fauve clair, mais de forme très irrégulière, il présente des aspérités brillantes qui, à la loupe, rappellent exactement la surface d'une mûre. L'examen de ce calcul, confié à notre distingué confrère, M. le professeur agrégé Carles, a donné les résultats que nous reproduisons textuellement :

« Ce calcul est *exclusivement formé d'oxalate de chaux*.

» Neutre au tournesol, laissant à la calcination un résidu très abondant, non charbonneux, alcalin et faisant effervescence avec les acides (acide chlorhydrique). Le soluté, neutralisé par l'ammoniaque, précipite abondamment par l'oxalate d'ammoniaque et le précipité insoluble dans l'acide acétique est soluble dans les acides minéraux.

» Du reste, la matière première, insoluble dans l'acide acétique, est très soluble dans l'acide chlorhydrique et possède alors à la fois les caractères de l'acide oxalique et de la chaux. »

Le diagnostic de gravelle est des plus faciles. Le traitement suivant que nous recommandons expressément au malade en découle : nécessité absolue de changer de vie et de faire tout ce que peut faire à son âge un homme bien constitué. Developper beaucoup

d'activité physique (gymnastique, vélocipédie, cano-
tage, etc.); prendre des douches; supprimer la trop
bonne chère, les repas copieux, l'abus des aliments
azotés, des fruits et des boissons acides; faire usage
alternativement de carbonate de lithine et d'eau de
Contrexéville, jusqu'à cessation du sable urinaire.

Malgré mon insistance, je crains fort que mes pres-
criptions ne soient pas longtemps suivies et qu'invinci-
blement le malade ne soit attiré, s'il l'abandonne
quelque temps, vers le genre de vie dont relève son
état maladif.

La filiation des accidents présentés par ce jeune
homme paraît des plus simples.

Il compte parmi ses ascendants collatéraux un nerveux et un graveleux. Personnellement très bien
nourri, mais ne fournissant aucun travail musculaire,
il mène une vie sédentaire que viennent aggraver
encore l'atonie nerveuse, la tristesse, l'hypocondrie.
Tout cela ne suffit-il point à expliquer l'existence de la
gravelle dont il est atteint?

Si maintenant l'on veut approfondir le mode de formation pathologique de l'acide oxalique dans cet organisme, l'on n'a qu'à se reporter à l'excellent article
Oxalurie de Hahn, dans le *Dictionnaire encyclopédique :* « Gallois suppose que l'acide oxalique résulte
d'une oxydation de l'acide urique; en effet, dans les
laboratoires, on arrive à transformer l'acide urique en
acide oxalique et en urée; de plus, en introduisant
dans l'organisme un excès d'acide urique, ou d'urates,
ou de substances capables d'en fournir en excès, on
observe une excrétion d'oxalate de calcium; d'autre

part, à côté de l'acide oxalique, dans les calculs
mûraux aussi bien que dans les sédiments urinaires,
on trouve fréquemment, Gallois dit toujours, de l'acide
urique qui a échappé à l'oxydation. C'est en s'appuyant
sur ces données que Gallois est arrivé à formuler la
proposition indiquée plus haut, mais il l'a trop géné-
ralisée. L'oxydation de l'acide urique constitue l'une
des causes de l'oxalurie, mais ce n'est pas la seule. Du
reste, un grand nombre de composés organiques, créa-
tine, leucine, tyrosine, matières protéiques en général,
peuvent par oxydation dans le sein de l'économie
fournir de l'acide oxalique, au même titre que l'acide
urique. Beneke nous semble plus dans le vrai lorsqu'il
attribue l'oxalurie à un arrêt de la transformation
physiologique des matières azotées. Cet arrêt peut être
dû à deux causes : ou bien à un trouble des matières
soumises à la métamorphose ou bien à un trouble des
agents de la métamorphose. » Dans le premier cas, il
y a excès d'alimentation azotée, amenant un excès
d'acide urique dont l'oxydation incomplète entraîne,
entre autres produits intermédiaires, de l'acide oxalique. Ce dernier peut encore être dû à une alimentation trop féculente et trop sucrée. Dans le second
cas, nous signalerons toutes les conditions physiologiques, pathologiques ou hygiéniques qui amènent
toujours à leur suite un trouble de la nutrition susceptible d'empêcher ou de modifier les oxydations
normales, trouble que Bouchard a si bien caractérisé
par le terme *ralentissement de la nutrition* (Hahn).

De cette manière s'expliquent aussi les liens de
parenté morbide qui unissent entre elles l'oxalurie, la

glycosurie, la goutte, etc. La possibilité de voir un de ces états compliquer encore dans l'avenir la gravelle oxalique actuelle devait être signalée nettement à notre malade. Peut-être puisera-t-il dans cet avertissement une crainte salutaire lui faisant comprendre l'impérieuse nécessité du traitement que nous lui avons conseillé.

XXIII

Sondes cassées dans l'urètre ([1]).

La nomenclature n'est pas prête à tarir des cas de sondes fracturées dans l'urètre. Chaque année en voit publier quelques exemples nouveaux, presque tous calqués sur le même modèle. Les deux faits que je désire faire connaître aujourd'hui sont relatifs à des prostatiques évacuant leur vessie avec des sondes en gomme, plus ou moins avariées, qui finirent par se casser dans le canal. L'un de ces cas offre un attrait tout particulier à cause du mécanisme bizarre qui présida à l'extraction du fragment. L'autre, pour ainsi dire classique, présente un intérêt beaucoup moindre. Il fera d'autant mieux ressortir celui que je rapporterai en second lieu.

OBSERVATION I.

Prostatique — Sonde en gomme élastique cassée à l'entrée de l'urètre scrotal — Extraction sous chloroforme avec la pince urétrale de Collin — Guérison.

Il s'agit d'un prostatique de soixante-neuf ans, habitant les environs de Bordeaux.

([1]) *Journal de Médecine de Bordeaux,* 24 septembre 1893.

Je le vis pour la première fois en janvier 1893. Souffrant depuis longtemps déjà de la miction, il avait présenté trois accès de rétention complète pour lesquels le cathétérisme avait dû être pratiqué par son médecin. Depuis deux ou trois ans, il se sondait lui-même assez irrégulièrement, mais ne constatait aucune amélioration dans son état.

Atteint d'une rétention incomplète avec cystite chronique, il subit de ma part plusieurs instillations de sublimé qui modifièrent heureusement l'état de sa vessie. En me quittant le 13 avril, il me promettait de se sonder désormais toutes les quatre heures. A partir de ce moment, je n'entendis plus parler de lui.

Le 11 juin, je fus appelé en toute hâte par sa famille. Après s'être sondé, vers six heures du matin, le malade n'avait retiré de son canal que la partie périphérique d'une sonde en gomme élastique calibrant le n° 14 de la filière Charrière. L'extrémité profonde était restée l'on ne savait où.

J'arrive auprès du patient à dix heures. Il est extrêmement inquiet et en proie à une angoisse très grande. Gêne douloureuse au périnée, épreintes violentes au col de la vessie s'accompagnant de ténesme rectal. L'urine, depuis l'accident, s'écoule constamment par le méat, indiquant ainsi que l'orifice cervical est maintenu béant par le morceau de sonde fracturé. Ce dernier, recherché par la palpation, est ressenti dans toute la traversée périnéo-scrotale jusqu'à la racine de la verge. Il doit avoir une notable longueur, car la partie retirée par le malade ne mesure guère plus de vingt-cinq centimètres.

Devant l'agitation et la sensibilité outrée du sujet, comme aussi pour éviter les contractions spasmodiques

du sphincter urétral susceptibles de gêner mes manœuvres d'extraction par les voies naturelles, je fais immédiatement donner du chloroforme. De cette manière, je
tâcherai d'abord de ramener au méat le bout de sonde.
Si j'échoue dans ma tentative, une incision périnéale,
pratiquée sur le corps étranger comme conducteur, me
permettra de l'enlever rapidement et de suturer ensuite
la plaie sans la moindre douleur pour le patient.

Une fois la chloroformisation complète, j'essaie par
des pressions externes de faire progresser le fragment
vers le méat, mais son extrémité antérieure ne peut
arriver à dépasser la limite qui sépare la région scrotale
de la région pénienne. Introduisant alors dans le canal
la pince urétrale de Collin enduite d'une épaisse couche
de vaseline boriquée, je la conduis, doucement appuyée
contre la paroi supérieure de l'urètre, jusqu'au fragment. Celui-ci, solidement saisi du premier coup, est
ramené au dehors sans la moindre difficulté. Il mesure
dix centimètres de longueur et s'était séparé du reste de
la sonde, déjà fatiguée par trois mois de service continuel, au niveau d'un pli accidentellement produit
depuis plusieurs semaines.

L'opéré s'éveilla bientôt. Aucune suite fâcheuse ne
compliqua mon intervention.

Suffisamment édifié par cette leçon, le malade promit
d'être à l'avenir plus attentif à la qualité de ses sondes.

Je ne compliquerai pas la relation de ce fait de
commentaires inutiles. Il me suffira de dire que la
chloroformisation m'a semblé constituer, dans le cas
actuel, une ressource précieuse.

L'introduction et la fixation de la pince sur le corps
étranger ont été faciles grâce à l'absence complète de

résistance opposée par le sujet anesthésié. L'extraction elle-même n'a rencontré aucun obstacle, soit du côté du sphincter, soit du côté de la prostate. A ces avantages pour le chirurgien s'ajoutait pour le patient la suppression de la douleur, avec laquelle il faut toujours compter dans les manœuvres urétrales de cette nature.

Je n'insiste pas davantage sur ce premier cas et j'arrive maintenant au second, dont je dois la communication à l'obligeance de mon excellent et très habile confrère, M. le Dr Bichon (de Gauriac-sur-Gironde).

OBSERVATION II.

Prostatique — S'est cassé deux fois une sonde en gomme dans l'urètre — Extraction par les voies naturelles : première fois, à l'aide d'une sonde de trousse engagée dans l'œil du bout fracturé; deuxième fois, par manœuvres externes — Guérison.

Ce fait fut observé, il y a une quinzaine d'années, par M. le Dr Bichon.

Le héros de l'aventure était un vieillard de soixante-quinze ans, à prostate volumineuse, atteint de rétention incomplète et obligé, pour vider sa vessie complètement, de se soumettre très fréquemment au cathétérisme. Son médecin, avec beaucoup de patience, finit par apprendre à ce prostatique très maladroit à se sonder lui-même. Il lui confia désormais cette besogne avec la recommandation expresse de n'employer jamais aucune sonde en mauvais état. *Vox clamantis in deserto!*

L'incurie et les principes d'économie rapace, si profondément invétérés dans les mœurs campagnardes, devaient bientôt faire oublier ces salutaires avertissements.

La sonde prescrite était cylindrique, en gomme élastique, correspondant au n° 16 de la filière Charrière. A force de passer et de repasser, seulement effleurée par les soins de propreté les plus sommaires, cette sonde, devenue une véritable loque, entra un beau jour dans le canal, mais n'en sortit pas tout entière.

Appelé auprès du patient ahuri, M. Bichon explore avec soin par le palper les portions de l'urètre accessibles au toucher, sans pouvoir y rencontrer le morceau fracturé. Prenant alors la sonde métallique de sa trousse, il l'introduit pour s'assurer de la position du corps étranger et le refouler dans la vessie s'il occupe la partie la plus profonde du canal.

Arrivé au niveau de la région prostatique, l'instrument éprouve une résistance particulière, mais qui n'est pas celle ordinairement opposée au cathétérisme par la prostate de ce malade. A ce moment, le chirurgien ramène vers lui le cathéter et sent venir en même temps quelque chose d'anormal. Quelle n'est pas sa stupéfaction lorsque, au bout de la sonde métallique complètement retirée du méat, il voit apparaître le fragment de sonde en gomme, long de cinq centimètres! Celui-ci était accolé dans toute sa longueur à la convexité de la sonde d'argent. Mais l'œil latéral de ce fragment avait été pénétré par le bec de l'instrument explorateur. Ainsi fixés l'un à l'autre, ils avaient suivi tous deux la main du chirurgien.

Le malade jura que dorénavant pareil accident ne se reproduirait pas.

Moins d'un an plus tard, l'insouciant prostatique se

cassait dans l'urètre une autre sonde en gomme, aussi délabrée que la première. Cette fois, le fragment profond n'était heureusement situé que dans la portion pénienne du canal. Il put être amené au méat par des manœuvres externes d'expression. La délivrance en devint ainsi très facile avec l'aide seule des doigts.

Ce cas est probablement unique, du moins en ce qui concerne la première mésaventure survenue au malade.

Le mécanisme de l'extraction, aussi heureuse qu'inattendue, de ce bout de sonde est expliqué très simplement par M. Bichon.

Ramolli par l'usure et la vétusté, le fragment s'est laissé déprimer par le bec de la sonde métallique. Celle-ci a pu voyager librement entre la paroi supérieure de l'urètre et la paroi correspondante du morceau de sonde en gomme refoulé et aplati de haut en bas. La progression du cathéter rigide s'est faite ainsi sans entrave jusqu'au moment où, rencontrant l'œil ouvert de l'extrémité vésicale de la sonde, il s'y est engagé perpendiculairement et à frottement dur. Alors s'est produite la résistance éprouvée par le chirurgien. S'il eût essayé de la vaincre, il eût à coup sûr repoussé le corps étranger dans la vessie. En revenant sur ses pas — la prudence et la douceur furent ici bonnes conseillères — il obtenait le résultat presque invraisemblable que l'on sait.

Ajoutons que le bout des anciennes sondes en gomme étant creux, au lieu d'être plein comme cela existe pour raison d'antisepsie sur nos sondes actuelles, l'instrument en métal a pu s'enfoncer, se coincer plus solidement dans l'orifice placé providentiellement au-devant de lui.

Si le fragment avait été embroché d'avant en arrière par son orifice central et antérieur, cela n'eût évidemment présenté rien que de très naturel. Le fait, au contraire, d'avoir été pénétré par son œil latéral et profond, puis retiré comme on l'a vu, donne à ce cas un cachet d'originalité véritablement exceptionnel.

En le publiant à la suite du cas personnel que j'ai rapporté plus haut, j'ai cru faire œuvre utile. Il eût probablement sans cela dormi longtemps encore dans les cartons du praticien trop modeste à qui seul revient tout le mérite de cette très curieuse observation.

TABLE ANALYTIQUE DES MATIÈRES

Observation. — Conformation du méat rappelant un huit de chiffre
chez un sujet présentant plusieurs stigmates de dégénérescence ;
au-dessus de l'orifice antérieur de l'urètre existe un orifice glan-
dulaire borgne externe où persiste une blennorrhée rebelle et
que limite inférieurement une mince languette charnue ; névralgies tenaces localisées dans toute la zone génitale.

Opération : incision de la languette transversale qui sépare les deux
orifices du méat. Celui-ci recouvre son aspect normal ; la blennorragie chronique est rapidement guérie ; les névra'gies disparaissent.

VII

Relations pathogéniques entre l'hydrocèle vaginale et les rétrécissements de l'urètre — Leur démonstration clinique par sept observations personnelles.

Importance insignifiante du siège et de la nature des rétrécissements ;
influence plus grande de leur étroitesse — Volume ordinairement
moyen de l'hydrocèle, ce qui explique comment elle a pu souvent
passer inaperçue du malade et du chirurgien — Bilatérale six
fois sur sept, elle disparaît ordinairement avec le rétrécissement
dont elle est la conséquence — En tous cas, ne doit être traitée
directement que si elle survit à la guérison de la sténose urétrale.

VIII

Observation du malade. — A quarante-quatre ans, mais en paraît
beaucoup plus, alcoolique, fumeur, viveur — Congestions prostatiques survenues à différentes reprises sous l'influence de
l'alcool, du tabac, de la blennorragie et exagérées par des cathétérismes offensifs — Phlegmon péri-prostatique retentissant sur
le cordon (funiculite phlegmoneuse), le rectum (rectite glaireuse), le tronc et les membres inférieurs (douleurs vives à la
pression, pendant la marche), enfin sur l'état général, profondément détérioré — Erreur de diagnostic commise par l'auteur —
Guérison facile de tous les accidents.

IX

Observation. — Rétrécissement blennorragique perméable à la bougie n° 5 ; incontinence légère après la miction ; inefficacité de la

dilatation progressive pratiquée pendant deux mois; urétrotomie interne avec sonde à demeure; guérison.

XIX

XX

Bordeaux. — Imp. G. GOUNOUILHOU, rue Guiraude, 11.

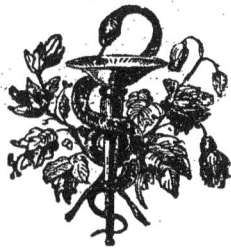

www.ingramcontent.com/pod-product-compliance
Lightning Source LLC
Chambersburg PA
CBHW060413200326
41518CB00009B/1340